现代急危重症诊疗学

冯婷婷　李俊娟　王美芳　主　编

汕头大学出版社

图书在版编目（CIP）数据

现代急危重症诊疗学 / 冯婷婷，李俊娟，王美芳主编 . -- 汕头：汕头大学出版社，2022.9
ISBN 978-7-5658-4808-7

Ⅰ．①现… Ⅱ．①冯… ②李… ③王… Ⅲ．①急性病－诊疗②险症－诊疗 Ⅳ．① R459.7

中国版本图书馆 CIP 数据核字（2022）第 177382 号

现代急危重症诊疗学
XIANDAI JIWEI ZHONGZHENG ZHENLIAOXUE

主　　编：冯婷婷　李俊娟　王美芳
责任编辑：郭　炜
责任技编：黄东生
封面设计：刘梦杳
出版发行：汕头大学出版社
　　　　　广东省汕头市大学路 243 号汕头大学校园内　邮政编码：515063
电　　话：0754-82904613
印　　刷：廊坊市海涛印刷有限公司
开　　本：710mm×1000mm　1/16
印　　张：10.75
字　　数：180 千字
版　　次：2022 年 9 月第 1 版
印　　次：2023 年 1 月第 1 次印刷
定　　价：128.00 元
ISBN 978-7-5658-4808-7

前　言

　　急危重症学是一门面对急性伤、病、危重症患者展开识别、评估、判断、处置及紧急救治的学科。随着现代经济发展，临床急危重症的发病率明显增加，引起了医学界广泛的关注。

　　由于急危重症患者的病情危重且复杂多变，医务人员必须动态掌握患者病情变化，给予准确救治方案并根据患者实际病情变化及时合理地调整救治方法。随着现代医学技术的快速发展，在急危重症患者的诊疗技术提升上也确实有了长足的进步。为了让广大临床医务工作者更好地掌握最新的理论技术，并出色地运用于临床对患者的救治之中，特此组织了在急危重症救治领域具有丰富经验的医务人员，在繁忙的工作之余编写了此书。

　　本书编写的思路是尽可能贴近重症医学临床工作的实际，以临床常见急危重症为主线，突出横向联系，强调与临床各学科知识相互交叉和渗透；内容方面既重视基本理论、基础知识和基本技能，也尽可能反映重症医学科的新技术、新理论和新进展。全书资料翔实、内容丰富、条理清楚，各章节详略得当，救治措施具体实用。主要包括急危重症的概念、急危重症监护以及对不同系统急危重症的具体诊治方法。

　　由于本书编写时间仓促，错误、遗漏在所难免，敬请各位专家、同仁及读者给予指正。

目　录

第一章　急危重症学概述

第一节　急救医学的含义

一、急救医学的概念和特点

随着社会的不断发展和进步，人类各种疾病和灾难的发生也越来越多，急救医学涵盖的内容越来越广，急救医学界也承载着越来越重的任务和责任。急救医学的特点是"急"，其实质是指患者发病急、需求急，医务人员抢救处置急。目前尤其是重视发病后 1h 内急救，即"生命黄金一小时"。急救医疗应包括院前急救、医院急诊科（室）和重症（强化）监护室（ICU）或冠心病监护室（CCU）3部分组成。具体地说，院前急救负责现场和途中救护，急诊科（室）和 ICU 及 CCU 负责院内救护。

二、急救医学的现状

在了解急救医学现状时，首先有必要将急诊医学、急救医学与急症的定义及相互关系加以理解、认识与统一，以利于学科的发展。"急救"的含义是抢救生命，改善病况和预防并发症时采取的紧急医疗救护措施；而"急诊"则是紧急地或急速地为急性患者或伤病员诊查、察看和诊断及做应急处理。从英语角度看急救为 first-aid，急诊为 emergency call，而两者均可称为 emergency treatment。从广义来看，急诊医学作为一个新的专用名词，包含了更多的内容，特别是目前国际已广泛推行组织"急诊医疗服务体系"，它把院前急救、医院急诊科急救和

ICU 三个部门有机联系起来，为了一个目的——让危重急症得到快捷而最有效的救治，提高抢救的成功率和危重患者生存的质量，降低病死率和致残率。因此急诊医学包括了急救医学等几种专业。

急救医学的对象是危重急症，为此目前受到世界各国的普遍关注。在许多经济发达国家更为重视发展急救医学。据美国统计，在第一、第二次世界大战中伤死率分别高达 8.8% 和 4.5%，朝鲜战争 2.5%。由于重视急救医学研究，美国发展了急救器材和运输工具，训练了一支反应快速、技术优良的急救队伍，使得越南战争中伤死率下降至 2% 以下。1972 年，急救医学被正式承认为医学领域中一门新学科，1973 年出版了专门的急救医学杂志：《急救医学月刊》。日本的急救中心还通过电子计算机、无线电通信与警察署、消防署、二级和三级医疗机构、中心血库等密切联系。英国有 140 多个专门的急症机构，全国统一呼救电话号码（999）。

20 世纪 50 年代中期，我国大中城市开始建立急救站，重点是院外急救，卫生部于 1980 年颁布《关于加强城市急救工作的意见》的文件；1983 年又颁布了《关于城市医院急诊室（科）建立方案（试行）的通知稿》，明确提出城市综合性医院要成立急诊科；1986 年 11 月通过了《中华人民共和国急救医疗法》（草案第二稿）。90 年代，卫生部组织的等级医院评审中将急诊科列为重要评审指标。1987 年，我国成立了中华急诊医学分会，设有若干专业组，如院前急救组、危重病急救组、小儿急救组、创伤灾害组、急性中毒急救组等。全国还成立了中国中西医结合急救医学会，急诊、急救医学期刊不断出现，如《中国急救医学》《中国危重病急救杂志》《中国中西医结合急救杂志》《急诊医学》。

各医科院校相继设立了急诊医学临床课教学，急救医学专业著作、手册不断问世。国内急救模式不断出现，如上海、北京、广州、重庆各具有特色的急救模式，为人民健康做出了积极的贡献。

各大医院的急诊科、急救科均由原来支援型向自主型转化。"120"已成为市民的"生命之星"。相信我国的急救医学必将在不太长的时间内达到国际先进水平。但是，目前我国的急救工作无论是管理水平、急救医疗服务体系，还是急救人员的专业化（一专多能）素质都还较薄弱，这些都有待我们去努力奋斗，加强急救医疗服务管理，积极探索抢救垂危生命的难点，如心、肺、脑复苏，多器官功能失常与衰竭的救治，急性中毒救治和群体伤的救治组织指挥等。

第二节　危重病情判断及急救工作方法

一、急救的主要病种

（一）心跳、呼吸骤停

及时、正确和有效地进行现场心肺复苏（CPR），是复苏成功的关键。快捷有效的进一步生命支持和后续救治可提高复苏成功率，减少死亡率和致残率。

（二）休克

休克患者的早期诊断，尤其是休克病因的早期确定，是纠正休克的关键，及时有效地纠正休克可降低死亡率。

（三）多发创伤

及时发现多发创伤的致命伤并进行有效的急救处理，就可防止发生休克、感染和严重的并发症。

（四）心血管急症

心血管急症如急性心肌梗死、急性心律失常、急性心功能不全、高血压危象等，若能及时诊断和有效地处理，对患者预后的改善十分重要。

（五）呼吸系统急症

呼吸系统急症如哮喘持续状态、大咯血、成人呼吸窘迫综合征、气胸，是急救中必须充分认识和正确处理的。

（六）神经系统急症

神经系统急症中，脑血管意外是急救中死亡率最高的危象急症。在急救的早

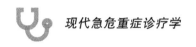

期及时认识脑水肿并给予及时有效的处理是降低死亡率的关键之一。

（七）消化系统急症

消化道大出血、急性腹痛，尤其是出血坏死性胰腺炎和以腹痛为主诉的青年女性宫外孕破裂出血等，诊断要及时。

（八）内分泌急症

内分泌急症如糖尿病酮症酸中毒、各种危象等，要及时救治，尤其是糖尿病患者的低血糖须警惕。

昏迷是一个需多科参加鉴别诊断的危象急症，要重视急性中毒、脑血管急症所致昏迷的快速诊断与救治。

二、急救处理原则

急救医学是一门综合性学科，处处存在灵活性，需要急诊医师在病情危急、环境差的条件下进行处理，应根据实际病情做出去伪存真的分析，施行最有效的急救处理，其原则如下。

（一）首先判断患者是否有危及生命的情况

急救学强调预测和识别危及生命的情况，不重于确定诊断，而重于注意其潜在的病理生理改变，以及疾病动态发展的后果，考虑如何预防"不良后果"的发生及对策。

（二）立即稳定危及生命的情况

对危及生命的情况，必须立即进行直接干预和处理，以使病情稳定，对预期可能会演变为危及生命的情况也必须进行干预。急救学十分重视严密监测危重病的病情变化，并随时采取有效的急救处理。

（三）优先处理患者

当前最为严重的急救问题是如何强调时效观念，和强调首先处理最危及生命的情况。

（四）去伪存真，全面分析

急救时被急诊医师应从危重患者的主诉、阳性及阴性体征和辅助检查结果中找出产生危重病症的主要矛盾，但切记不应假象和检查的误差所迷惑，头脑应清醒，要进行全面分析。

（五）选择辅助检查

要有针对性和时效性。

（六）病情的估计

对病情的估计要实事求是，向患者或家属交待病情时应留有余地。

（七）急救工作应与其他科室医师充分合作

急救中加强科与科、医师与医师之间的合作，对有关问题进行必要的紧急会诊，有利于解决急救中疑难问题。

（八）重视急救中的医疗护理文书工作

急救的医疗、护理文书具有法律效力，因此记录时间要准确，内容要实事求是。

（九）急救工作中加强请示报告

急救工作涉及面广，政策性强，社会舆论对此比较敏感，加强急救工作请示报告可避免失误和有利于急救管理。

三、危重患者抢救制度

（1）对危重伤病员的急救，必须分工，紧密配合，积极救治，严密观察，详细记录。抢救结束还要认真总结经验。

（2）建立健全抢救组织，大批伤员的抢救，应由院领导主持，医务部（处）组织实施。如超出本院的救治能力，应立即由院医疗值班人员与有关卫生部门或兄弟单位联系，共同开展抢救工作。

（3）各科内危重伤病员的抢救，由科主任、正（副）主任医师或主治医师组织实施。急诊当班医师接诊危重伤病员抢救时，应积极、主动、及时、有效地采用急救措施。有困难时应及时向院医疗值班和科主任报告，同时速请相关科室会诊。

（4）对危重患者应先行抢救，后办理手续。

（5）各科室的急救室或监护室的药品、器材应放置在固定位置，由专人保管，定期检查，经常保持完好状态。

（6）急救室或监护室内应有常见急危重病的抢救预案，医护人员应熟练掌握常用抢救技术和仪器的使用。

（7）遇到院外抢救时，要确切弄清情况（时间、地点、单位、伤病情况和人数等），立即报告院领导或医务部（处），由医院迅速组织力量，尽快赶到现场抢救。对重大灾害事故的医疗救援，应立即报告上级卫生行政部门。

第三节　院前医疗急救专业基础概念

一、院前急救的特点

一是病种广泛而复杂，有关资料分析表明，院前急救以心脑血管急症和创伤患者为最多，春季以心脑血管疾病为多，冬季以呼吸道急症为多，夜间以交通事故的创伤为多，昏迷为院前急救常见急症；二是院前急救的现场情况复杂多变，可在工厂、机关、学校、山区、农村、家庭等；三是院前急救的时间无规律，危重急症的发生无时间规律，故担任院前急救的医务、勤杂人员应处于24h坚守岗位的待命状态。

二、院前急救的原则

一是只救命，不治病，它是处理疾病或创伤的急性阶段，而不是治疗疾病的全过程；二是处理成批伤病员时或在灾害性事故中，首先要做准确的检伤分类，并按照患者的轻重缓急，给予相应急救处理。

三、院前急救管理

（一）现场急救管理

现场急救是院前急救的首要环节，是整个急救医疗体系的第一关，其管理质量的高低直接影响着伤病员的生存率和致残率。主要工作如下。①维持呼吸系统功能：吸氧，清除口腔分泌物和吸痰，应用呼吸兴奋药和人工呼吸。②维持循环系统功能：包括高血压急症、急性心力衰竭、急性心肌梗死和各种休克的急救处理，危重的心律失常的急救处理，心脏骤停的心肺复苏术等。③维持中枢神经系统功能：心肺脑复苏的脑功能保护，脑血管急诊和颅脑外伤的脑水肿，降低颅内压（intracranial pressure，ICP），防止脑疝。④急性中毒的毒物清除和生命支持及对症处理。⑤多发创伤的止血、包扎、固定、搬运。⑥急救中的对症处理，如止痉、止痛、止吐、止喘、止血等。

（二）急救转运管理

院前急救应该重视合理的转运技术。①搬运管理：搬运的常用工具是担架，要根据患者的病情使用合适的担架，搬运时得注意平稳，防止患者跌落，骨科患者应该固定后搬运，遇有颈、腰椎伤的患者必须3人以上同时搬运。②运输管理：危重伤病员经现场急救处理后，如何进行转运是院前急救成败的关键之一。下列几点要特别重视：防颠簸、防窒息、防出血、防继发伤，加强监护及有效的对症处理。

四、急救中要注意的问题

（1）一切以有利于抢救患者为根本原则。急诊工作比较复杂，条文规章不可能把千变万化的情况完全包括进去。因此，在急诊工作中，既要按制度办事，又要机动灵活。总之，要把一切有利于抢救患者作为根本原则，确保急救、急诊通道畅通。

（2）分清轻重缓急，做到急症急治。杜绝不急现象的发生，任何时候都要把对急、重、危患者的抢救放在首位，克服麻痹和懈怠思想，不得以任何理由延误抢救时机。

（3）切忌诊断与治疗脱节，坚持边检查边抢救。对一般情况较差、生命指征不稳定的危重疑难患者，在诊断未明的情况下，应及时采取抗休克、补液、吸氧等应急对症处理措施，不能因消极地等待化验及检查报告而丧失抢救时机。

（4）对病情的估计要实事求是，留有余地。因为急救、急诊病情复杂、变化快，有时难以预料。所以在向患者或家属交待病情时，不能轻易下"没问题""没危险""不要紧""不会死"的结论，以免病情突变，家属毫无思想准备而出现不必要的误解和纠纷。

（5）重视患者和家属的主诉，切忌主观、武断、先入为主、自以为是。一般来说，患者的病情，本人和家属最清楚。因此，在诊疗过程中应该注意倾听患者和家属的陈述，及时前去查看，仔细检查病情的变化。决不能不耐烦甚至训斥患者和家属，要有爱心，要耐心、细心。

（6）不准在患者或家属面前讲病情和议论同行及外院诊疗失误情况。疾病有一个发生、发展和演变的过程，疾病的治疗也有一个过程。对疾病的诊治，医务人员之间有不同意见也是正常的，但是在患者或家属面前讲，有时就会引起不必要的麻烦、误解，甚至纠纷。更不得为抬高自己而当着患者和家属的面指责同行和外院。

（7）从事急救、急诊工作的医护人员要认真学习，虚心求教，遇到不懂的问题，不会处理或处理没有把握时，一定要及时请示上级医师，切忌不懂装懂，以致误诊、误治、贻误病情，造成难以挽救的后果。

（8）当前各医疗单位要加强对配合急诊科（室）工作的相关科室，如挂号、收费、药房、检验、放射、特检等科室的急诊意识的教育，为急诊患者提供快捷、优质的服务。各医疗单位都要制定好这些相关科室的服务规范，并对外公布，接受监督。

（9）遇有急诊患者携款不足或遭受突发灾害时，要做到"三先一后"，即先检查、先诊断、先治疗抢救、后补办手续缴纳钱款；当遇到急诊患者病情危重又无人陪时，要派专人代办手续，及时诊断、治疗、抢救，对需要手术的患者，院负责人代为签字，敢于负责。

（10）稳定急救队伍，各级卫生部门和各医院的领导要关心爱护从事急救、急诊工作的医护员工。要提高待遇，帮助解决生活中的困难，解除后顾之忧，优先安排外出学习和进修。加强安全保卫工作，要有相应的防范措施，避免他们在从事急救、急诊时受到意外伤害。要对在急救、急诊工作中做出突出成绩的给予表彰和奖励。

第二章　急危重症的监护

第一节　危重症的生命与器官功能监护策略

一、循环系统功能监护

ICU 常用的循环功能监测方法，按照监测途径的不同分为有创监测和无创监测。急诊重症监护常用的循环与血流动力学监测指标包括心率、血压、中心静脉压（CVP）、心输出量（CO）、肺动脉压（PAP）、肺动脉楔压（PAWP）和肺循环阻力（PVR）、尿量和肢体温度监测等。

（一）心电参数监护

临床上使用的心电监护仪都具有连续监测患者心电图变化的功能。心电监护仪可以显示多通道心电图，也可选择显示各个导联。除了显示心率以外，还可以分析心律失常和 ST 段改变。但是，心电参数监护并不能完全取代 12 导联心电图。

（二）血压监护

血压是重要的人体生理参数，对于了解患者的循环情况和血流动力学状态十分必要。正常的血压指标包括：收缩压、舒张压、脉压和平均压。其可以分为无创血压监护和有创血压监护，无创血压监护可以使用血压计测量，临床上也可使用心电监护仪进行连续性测量。现在许多心电监护仪具有监测有创动脉压功能，而且可与心电图同步显示动脉压曲线，将两者联合分析可以评估心脏的电活动和机械功能状况，以及外周循环状态。测量胸腔内大静脉压力的中心静脉压是一种评估循环血容量和心肌功能的简便方法，早前广泛应用于重症监护中（表2-1），目前由于其他监测手段的推广，其使用范围已经缩小。

表2-1　中心静脉压与血压之间的关系

中心静脉压	血压	提示意义
降低	降低	有效血容量不足
升高	降低	心功能不全
升高	正常	严重负荷过重
进行性升高	进行性降低	严重心功能不全，或心脏填塞
正常	降低	心功能不全或血容量不足，可予以补液试验

（三）血氧饱和度

脉搏血氧饱和度（SpO_2）是由 SpO_2 指套所测得，因具有非侵袭性及连续监测的优点，现几乎已成为重症监护的必要配备。SpO_2 不仅可以反映呼吸功能，也能在一定程度上反映循环功能。影响 SpO_2 的因素很多，如肢端血液循环情况、外来光线、血红蛋白量、肤色差异、肢端位置变化或脉搏不正常等。混合静脉血氧饱和度（SvO_2）是组织氧摄取情况的指标，可用以评估心输出量、动脉血氧饱和度、血红蛋白和机体氧耗的变化。SvO_2 和心脏指数、每搏指数及左心室每搏指数之间有很高的相关性，通过测定混合 SvO_2 来计算动静脉血氧含量差，能较准确反映心输出量。动脉血氧饱和度和耗氧量正常时，SvO_2 下降，则提示心输出量降低。SvO_2 低于60%时，通常提示组织耗氧增加或心肺功能不佳。

（四）肺动脉插管及压力监测

通过肺动脉插管可以监测肺毛细血管楔压（PCWP）。肺动脉插管是指带有漂浮球囊的导管（Swan-Ganz 导管）经上或下腔静脉、右心房室进入肺动脉。通过该导管可以直接监测右心房压（RAP）、PAP、PCWP、CO 等指标。通过公式计算所获得 PVR、体循环阻力（SVR）、每搏功（SW）、左心室每搏功（LVSW）、右心室每搏功（RVSW）、心脏指数（CI）等间接指标。此外还可通过导管采取混合静脉血标本，测定静脉血氧分压（PvO_2），间接了解换气功能。PCWP 是左心室前负荷与左心功能状态的指标，它是左心房压高低的反映，有助于了解左心室充盈。PCWP 升高提示左心室功能不良。临床适应证包括心肌梗死、心力衰竭、心血管手术，肺栓塞、呼吸功能衰竭，严重创伤、各种类型休克，嗜铬细胞瘤及其他内外科危重患者。

（五）心输出量（CO）监测

心输出量是循环的根本，其影响因素包括静脉回流多少、心包压高低、心率快慢、小动脉舒缩状态及心肌收缩力大小等。在这 5 个影响因素中，静脉回流及心肌收缩力最关键。支持或改善循环功能，首先是应确保足够循环容量。无创技术监测心输出量是近年来才广泛应用于临床的监护技术，包括生物阻抗、多普勒超声、部分二氧化碳重复吸入等。虽然无创心输出量监测方法有操作简单、快捷、无创伤及费用较低等优点，但是由于相关技术的限制及外界影响等因素，所以，在测量准确度方面与有创监测存在一定差异。

（六）组织灌注的评估

通过对皮肤、温度、尿量、酸中毒、胃黏膜内 pH 值的改变等进行监测。

临床评价皮肤颜色和温度、毛细血管再充盈、每搏容量及出汗情况。患者四肢温暖，皮肤干燥，轻压指甲或口唇红润，表明组织灌注好；四肢冰凉、皮肤苍白表明组织灌注差。中心–外周温度梯度差增加通常提示低血容量。

尿量是衡量心功能和心输出量的简便而重要标志之一，肾灌注明显下降可引起尿少，单位时间内的尿量可评价循环功能。

代谢性酸中毒伴有血乳酸浓度增加可提示组织灌注已明显减少，引起细胞内缺氧，无氧酵解，从而产生乳酸。但是需要注意，在很多危重患者的症状中，尤其是严重感染导致的代谢性乳酸性酸中毒通常与组织缺氧关系不大。对低血容量或低心输出量的最早代偿，以及复苏后的最终转归是内脏血管收缩。肠黏膜缺血可能会由于微循环血流障碍及需氧量的增加而加剧。因此，黏膜酸中毒是休克患者代偿早期的征象，黏膜内 pH 值或二氧化碳分压的变化可能是提示血灌注恢复的指标。

二、呼吸系统功能监护

对急诊患者呼吸功能的监护十分重要，气道阻塞和呼吸停止是危及生命的最紧急情况，不仅要及时发现还要通过立即予以解除来抢救；对呼吸功能进行评价和监测也是为了了解危重病症的基本生命情况状态。临床上，呼吸功能监测主要包括以下几个方面：临床症状及体征、呼吸功能基本参数、血气分析、肺功能监测及胸部影像学检查。

（一）临床症状、体征与呼吸功能基本参数监测

1. 呼吸相关临床症状、体征

心累、气紧、胸闷、发绀等往往是呼吸功能障碍的线索和表现。其他一些征象也表明机体可能存在呼吸窘迫，例如呼吸急促，呼吸困难；大汗；心动过速，洪脉；焦虑不安，躁动，神志不清，不能安静平卧；使用辅助呼吸肌，肋间肌疲劳；腹部矛盾运动（吸气时腹部向内收缩）；胸腹式呼吸运动交替出现（先胸部运动后腹部运动）；发绀或苍白。

2. 呼吸频率和深度

肺通气功能的重要参数。通过望、触、叩、听可了解肺通气、肺舒张情况，也可以使用监护仪。

3. 呼吸力学监测

包括气道压力、气道阻力、肺顺应性、最大吸气压和最大呼气压、跨膈压的监测等。胸肺顺应性监测反映静态肺顺应性，即反映肺组织弹性；动态顺应性除反映肺组织弹性外，还反映气道阻力。肺充血、肺水肿和肺泡表面活性物质减少，肺顺应性下降。

4. 呼吸波形及呼吸功监测

常用的有流速－时间波形、压力－时间波形、容积－时间波形、压力－容积环、流速－容积环。监测和分析这些波形，有利于临床医师判断患者的呼吸功能，及时调整呼吸参数。根据压力－容积环能够辅助了解呼吸机做功、患者呼吸功、机械附加功、生理呼吸功及进行呼吸功监测，指导和调整呼吸支持参数，为成功脱机提供帮助。

5.肺功能监测

肺功能的监测主要指肺容量、通气功能、换气功能的监测，主要的监测指标正常值及临床意义见表2-2。

其中血流比值（VA/Q）是每分肺泡通气量与每分肺血流量之比，该比值影响气体交换。当比值增大时，表明生理无效腔增大，未能充分利用肺通气；当比值减小时，表明发生了功能性短路，说明未能充分利用肺通气（表2-2）。

6.弥散功能监测

实质上也是肺功能监测之一。肺弥散功能监测方法很多，临床上多用一氧化碳进行弥散功能监测，但对危重患者则较难进行。

7.呼气末二氧化碳分压（$PrrCO_2$）

监测 $PerCO_2$ 能够反映患者通气功能及循环和肺血流情况，还能帮助确定气管插管位置，及时发现呼吸机故障，帮助调整呼吸机参数及指导撤机，了解肺泡无效腔和肺血流情况，评价患者循环情况等。当 VA/Q 比例正常时，$PACO_2$ 接近于 $PaCO_2$。在正常人，$PrrCO_2$ 浓度与 $PaCO_2$ 分压值大致相等；而对伴有严重的 VA/Q 流比例失调的危重患者，两者相差较大，因此可用 $PerCO_2$ 替代 $PaCO_2$ 了解肺通气功能情况。在神经系统的重症监护中，当需要判断危重患者是否适宜转运及是否需行气管插管时，$PFrCO_2$ 浓度的监测有一定帮助。

表 2-2　肺功能监护主要指标的正常值及临床意义

项目	正常值	临床意义
潮气量（Vr）	5 ~ 7mL/kg	< 5mL/kg 是进行人工通气的指征之一
肺活量（VC）	30 ~ 70mL/kg	< 15mL/kg 是进行人工通气的指征；> 15mL/kg 为撤机指标之一
每分通气量（Vz）	男 6.6L/min 女 4.2L/min	> 10L 提示过度通气 < 3L 提示通气不足
每分肺泡通气量（VA）	70mL/s	VA 不足为低氧血症、高碳酸血症的主要原因
功能残气量（FRC）	20% ~ 30%	VA/Q 比例失调，肺内流量增加，导致低氧血症发生，如不及时纠正，可发生肺不张
通气/血流比值（VA/Q）	0.8	VA/Q > 0.8 表示肺灌注不足 VA/Q < 0.8 表示通气不足

（二）血气分析

血气分析是监测呼吸功能的重要手段，此外还能够判断酸碱失衡类型、指导治疗及判断预后。血气分析主要参数正常值及临床意义见表2-3。

表2-3　血气分析主要参数临床意义及正常值

项目	正常值	临床意义
pH	7.35～7.45	pH＜7.35：失代偿性酸中毒（失代偿性代谢性或失代偿性呼吸性酸中毒） pH＞7.35：失代偿性碱中毒（失代偿性代谢性或失代偿性呼吸性碱中毒） pH值正常：无酸碱失衡或代偿范围内的酸碱紊乱 人体能耐受的pH值为6.90～7.70
$PaCO_2$	4.7kPa～6.0kPa（35～45mmHg）	判断肺泡通气量、判断呼吸性酸碱失衡 判断代谢性酸碱失衡有否代偿及复合性酸碱失衡
PaO_2	12.0kPa～13.3kPa（90～100mmHg）	轻度缺氧：12.0kPa/8.0kPa（90/60mmHg） 中度缺氧：8.0/5.3kPa（60/40mmHg） 重度缺氧：5.3/2.7kPa（40/20mmHg）
SaO_2	96%～100%	与PaO_2高低、血红蛋白与氧的亲和力有关，与血红蛋白的多少无关
AB（实际HCO_2^-）	25mmol/L±3mmol/L	AB受代谢和呼吸的双重影响 AB升高为代谢性碱中毒或代偿性呼吸性酸中毒 AB降低为代谢性酸中毒或代偿性呼吸性碱中毒 AB正常，不一定无酸碱失衡
SB（标准HCO_2^-）	25mmol/L±3mmol/L	仅受代谢影响 SB升高为代谢性碱中毒，SB下降为代谢性酸中毒 正常情况下，AB=SB，AB-SB= 呼吸因素
BE（碱剩余）	−3mmol/L～+3mmol/L	BE正值增大，为代谢性碱中毒 BE负值增大，为代谢性酸中毒
BB（缓冲碱总量或碱储备）	45mmol/L～55mmol/L	BB升高为代谢性碱中毒，或呼吸性酸中毒代偿 BB下降为代谢性酸中毒，或呼吸性碱中毒代偿
AG（阴离子间隙）	7mmol/L～16mmol/L	大多数情况下AG升高提示代谢性酸中毒，可用于复合性酸碱失衡的鉴别诊断

动脉血气分析综合反映了呼吸功能情况，对间接了解循环功能有益。

1.SpO$_2$

SpO$_2$ 是监测氧合功能的重要指标，它与 PaO$_2$ 有良好的相关性（r=0.84 ~ 0.99）。在 PaO$_2$ 低于 13.2kPa（99mmHg）时，SpO$_2$ 可以灵敏地反映 PaO$_2$ 的变化。

2.PaO$_2$

PaO$_2$ 是反映机体氧合功能的重要指标，当肺通气、肺血流量、吸氧浓度、心输出量等低下时，PaO$_2$ 便低于正常值 [正常值为 10.6 ~ 13.3kPa（80 ~ 100mmHg）]。

3. 氧合指数（PaO$_2$/FiO$_2$）

PaO$_2$/FiO$_2$ 是监测肺换气功能的主要指标，当 PaO$_2$/FiO$_2$ < 39.9kPa（300mmHg）时，为急性呼吸衰竭。

4.PaCO$_2$

PaCO$_2$ 是反映肺通气功能的重要指标，每分通气量降低 50% 或增加 50%，PaCO$_2$ 增加 2 倍或降低为原来的 1/2。

（三）胸部影像学检查

1. 胸部 X 线检查

胸部 X 线检查能直接获得肺部病变的性状，连续对比能反映病变和临床处理后的变化。床旁胸部 X 线检查操作方便，无需搬动患者，可以很快获得检查结果，以便了解人工气道位置、肺内有无感染、肺不张和气胸等病变，及时采取相应的治疗措施。

2. 超声波检查

床旁便携式 B 超机操作简单，通过简单培训可由急诊科医师掌握操作方法，这样可以随时在床旁进行胸腔探查和心脏功能判定，还可以在超声引导下进行胸腔穿刺等有创操作。

3. 胸部 CT 检查

胸部 CT 使用范围和适应证已经逐渐扩大。

三、肾功能监护

肾脏是调节人体体液平衡的重要器官。在创伤、严重感染、休克等危急重症情况下，肾脏出现功能性或器质性变化，临床上出现尿量减少、水电解质代谢紊乱、酸中毒等肾衰竭表现。肾脏功能监测不仅可以有效地预防肾衰竭，而且可以观察治疗效果和反应。

急诊重症监护常用肾脏功能监测包括：尿量检测，尿液常规检查，血、尿生化检查。

（一）尿量检测

尿量是肾滤过率的直接反映，是监测肾功能最基本、最直接的指标，通常记录每小时及 24h 尿量。但是仅用尿量判断肾功变化的可靠性是有限的，监测某种物质肾小球滤过率可以反映肾小球滤过率明显下降。

（二）尿液常规检查

尿液常规检查有时可提供重要信息。临床上常见的尿液颜色异常，主要包括血尿、血红蛋白尿、脓尿、乳糜尿和胆红素尿几类。血尿和蛋白尿不是急性肾损伤的特征，而更多见于尿路损伤或肾小球疾患。相反，肾前性肾衰竭在镜下常无重要发现；而所谓"肾衰竭管型"是肾小管坏死和确立肾性肾衰竭诊断的有力依据。

浓缩尿液是肾脏最重要的功能之一，尿比重测量的诊断价值也较大。无论尿量多或少，尿比重 > 1.020 的高比重尿提示肾灌注不足，但肾脏尚好，是为肾前性肾衰竭；反之，比重 < 1.010 的低比重尿则为肾性肾衰竭。

（三）血、尿生化检查

血、尿生化检查是监测和评价肾功能的主要方法。尿素氮和肌酐主要都是由肾脏排泄的废弃物，虽然受到大量蛋白摄入、出血、分解代谢增加等因素影响，但其血中浓度升高可提示肾小球滤过减少或肾小管重吸收增加。

评价肾小球滤过功能较精确的方法是观察某一种能全部由肾小球滤过，而不会被肾小管重吸收物质（菊粉、肌酐等）的排泄情况，通常用单位时间内净化含该物质的血浆毫升数表示（表 2-4）。但菊粉清除率试验（Cin）测量较复杂而不便临床使用，肌酐清除率（Ccr）为目前临床最常用的评价肾滤过功能较好的方法。根据 Ccr 降低程度，肾滤过率下降可分为轻、中、重 3 度，其数值分别为

$50 \sim 70\text{mL/min}$、$30 \sim 50\text{mL/min}$ 和 30mL/min 以下。

表 2-4　鉴别少尿是肾脏低灌注或急性肾衰竭的指标

指标	肾脏低灌注	急性肾衰竭
泌钠分数（%）	< 1	> 4
尿钠（mmol/L）	< 20	> 40
尿 / 血浆尿素比值	> 20	< 10
尿 / 血浆肌酐比值	> 40	< 10
尿 / 血浆渗透压比值	> 2	< 1.2

评价肾小管重吸收功能的方法主要是测定尿钠浓度和钠排泄分数 [FENa=（尿钠 / 血钠）/（尿肌酐 / 血肌酐）× 100%]。目前普遍认为，在 FENa 正常时，尿液的浓缩有赖于肾髓质的高渗环境和集合管的功能，肾性肾衰竭可以破坏这些部位的浓缩功能从而导致低渗性尿排出；反之，肾前性肾衰竭时，肾脏可最大限度地浓缩尿液保存水分而排出高渗尿。自由水清除率（CH_2O）需要同时考虑血渗透压对尿渗透压的影响，因此较单纯的尿渗透压测量准确。所谓"自由水"，是指所排尿液中除等渗部分外不含溶质的部分。正常人尿应不含自由水，CH_2O 为负值。但在肾性肾衰竭时，CH_2O 趋于 0，甚至为正值。CH_2O 测定只在少尿时才有意义，否则结果不可靠。

正常人的尿蛋白含量为 $40 \sim 80\text{mg/d}$，尿常规检查为阴性。如果 > 150mg/d 即为尿蛋白阳性，称为蛋白尿。< 1.0g/d 为轻度蛋白尿，$1.0 \sim 3.5\text{g/d}$ 为中度蛋白尿，> 3.5g/d 为重度蛋白尿。蛋白尿可分为肾小管性蛋白尿、肾小球性蛋白尿、溢出性蛋白尿和分泌性蛋白尿等几类。

正常人尿液中虽然含有微量葡萄糖，但定性检查应为阴性。当血糖水平升高超过肾小管的重吸收能力（300mg/min），葡萄糖定性实验为阳性。糖尿分为血糖升高性糖尿、血糖正常性糖尿和暂时性糖尿。

尿 / 血渗透压比值是反映肾小管浓缩功能的重要指标。功能性肾衰竭时，尿渗透压＞正常值。急性肾衰竭时，尿渗透压接近血浆渗透压，两者比值< 1.1。尿 / 血渗透压比值的正常范围为尿渗透压 $600 \sim 1000\text{mmol/L}$（$600 \sim 1000\text{mOsm/L}$），血渗透压 $280 \sim 310\text{mmol/L}$（$280 \sim 310\text{mOsm/L}$），尿 / 血渗透压比值为 2.50 ± 0.8。

需要注意，对于肾功能生化监测结果解释，无论是血清的还是尿液的，都有必要同时考虑所测物质的产生和排泄变化。

四、肝功能监护

肝脏具有多项复杂生理功能，是供能物质代谢、有毒物质解毒、主要凝血因子生成的重要场所。损伤因素通过减少肝脏血流量、损害肝细胞、干扰胆红素及能量代谢而致肝功能不全。肝脏功能不全可直接影响肾脏功能、中枢神经系统功能、凝血功能和物质代谢。

肝功能监测的指标很多，但多数指标的特异性和敏感性不强。同时，由于肝脏具有巨大的储备能力，寥寥几个监测项目可能难以反映肝脏功能全貌；在肝功能监测试验异常之前，很可能已存在一定程度的肝功能损害；某些非肝脏疾病亦可引起肝脏异常反应。因此对所采用的肝功能监测指标及其结果，应根据患者病情进行具体分析，以便能正确评估肝功能状况。肝功能监测的主要指标有如下几个。

（一）血清胆红素

用于评估肝脏排泄功能。总胆红素、结合胆红素的升高和皮肤巩膜黄染的出现，提示肝功能障碍较严重。

（二）血清清蛋白

用于评估肝脏合成功能。肝功能受损时，清蛋白产生减少，其降低程度与肝功能损害的严重程度相平行。

（三）丙氨酸氨基转移酶（ALT）、天冬氨酸氨基转移酶（AST）

用于评估肝实质细胞有否损伤。转氨酶升高可反映肝细胞损害程度和范围，ALT 比 AST 更敏感。

（四）凝血酶原时间（PT）

评估肝脏合成功能。凝血酶原时间和凝血因子 I、V、III 和 X 有关，而这些因子也均在肝脏合成。特别是 V III 因子，是肝脏合成的半衰期短的凝血因子，

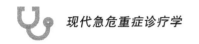

半衰期 4 ～ 6h，是肝功能受损时最早减少的凝血因子。

五、胃肠道功能的监护

胃肠道可能是多器官功能衰竭的起动因子；EICU 中的严重创伤患者，对能量需求较高，营养状况的好坏直接关系到患者的免疫功能和创伤的修复。

危重患者出现消化道应激性溃疡的比例较高，可能导致病情加重甚至死亡。应注意胃液引流情况，早期放置胃管，监测胃内压力，并定期送胃液和粪便做隐血试验，以便及时发现和处理消化道出血，还有助于早期肠内营养的使用。

在临床观察中应该注意反复评估以下要点：有无恶心、呕吐、呕血；呕吐量；大便的性状和量；有无黄疸和出血倾向；腹部症状和体征，肝、脾有无肿大和腹水与肠鸣音的变化情况。如抽出胃液为血性或咖啡色，或出现腹胀、柏油便或血便时应考虑消化道出血，立即采取相应措施控制出血。

胃肠黏膜内 pHi 监测方法目前常用胃肠黏膜二氧化碳张力计，其测定 PCO_2、HCO_3 含量，通过计算得出胃肠黏膜内 pH 值，从而动态监测胃肠道组织氧合情况。pHi 的正常范围为 7.35 ～ 7.45，而 7.32 为低限。

不能进食者，除给予全肠道外营养外，应尽早给予肠道内营养。置鼻饲管每 2 小时灌流质一次，从首次 100mL 逐渐增加到 300mL，对预防应激性溃疡的发生，恢复胃肠功能，增加免疫功能及防止细菌移位有所帮助。

六、脑功能的监护

继发性脑损害的程度及持续时间可影响预后，特别是低血压、低脑灌注压、低氧血症、高温与不良预后有关。重症监护治疗的目的是通过保证正常的动脉血氧含量及维持脑灌注压在 9.3kPa（70mmHg）以上，以免产生继发性损害，并使大脑获得最佳的氧合效果。使用颅内压监护仪监测颅内压的变化，随着颈静脉球部氧饱和度水平的波动，脑灌注压可有所变化。颅内压一般应低于 3.3kPa（25mmHg），如发现颅内压增高、降低均应密切观察，根据颅内压及时药物治疗。

无论是什么原因造成的急性脑损伤患者，都存在相似的监护治疗问题。严密观察意识、反应能力、瞳孔大小、对光反应及眼球活动情况，根据 Glasgow 昏迷评分（Glasgow ComaScale，GCS）标准判定意识水平，并定期重新评估。

近年来科技发展迅速，已经开发出若干使用特殊的监测技术能探测脑供氧的监测仪。

（一）颅内压监测

目前可以使用脑实质内压监测仪。通常钻一个小洞将它植入右侧大脑半球（非优势半球）额叶。虽然颅内压很重要 [正常值为 $1.3 \sim 3.3kPa(10 \sim 25mmHg)$]，但脑灌注压更重要。脑灌注压由平均动脉压减去颅内压而得，脑灌注压是脑血流量的基本决定因素。

（二）颈静脉球部氧饱和度、脑组织氧合压监测

床旁测定脑血流是困难的，但颈静脉球部氧饱和度（SjO_2）可反映与脑代谢需氧有关的脑血流。监测 SjO_2 可评估治疗对脑灌注的影响。SjO_2 的正常范围是 $50\% \sim 75\%$。SjO_2 降低表明氧摄取增加，可能由脑灌注压低或过度通气引起；SjO_2 增高表明脑充血。将小型 Clark 电极植入脑组织，可估计局部氧分压，即脑组织氧合压（$PBrO_2$），已证明此与预后相关。

（三）脑多普勒超声

通过颞骨测量脑基底动脉的血流速度。如能测量颅外的颈内动脉血流速度，则可显示脑灌注压的高低和脑血管是否狭窄。

（四）脑电图

脑电图是通过脑电图记录仪将脑部产生的自发性生物电流放大后获得的相应图形，记录后用来分析脑电活动的频率、振幅、波形变化，从而了解大脑的功能和状态。以前，脑电图技术主要用于癫痫的诊断；近年来，它逐渐用于昏迷患者、麻醉监测，复苏后脑功能的恢复和预后判断，"脑死亡"判断方面。但是脑电图结果受到物理、生理和药物等诸多因素影响，其结果判断需要结合患者症状、体征及其他辅助检查结果。将全脑电图常规应用于重症监护则太复杂，现在有许多不同的脑电图监测方法（如持续脑电图监测）可用于评价脑电活动、探测癫痫发作及监测静脉点滴巴比妥酸盐或其他麻醉剂治疗。

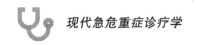
七、凝血功能的监护

在休克、大面积烧伤、恶性肿瘤、病理产科、严重挤压综合征和革兰氏阴性杆菌性脓毒症导致的凝血功能障碍中，弥散性血管内凝血（DIC）并不少见。若临床上出现严重或多发性出血倾向；不易用原发病解释的微循环衰竭或休克；多发性微循环栓塞的症状和体征，如广泛性皮肤、黏膜栓塞、灶性缺血性坏死、脱落及溃疡形成，或伴有早期的不明原因的肺、肾、脑等脏器功能不全；抗凝治疗有效等情况，要注意是否有 DIC 的可能，其常有下列表现。①血小板进行性下降 < 100×10^9/L（肝病、白血病 50×10^9/L），或有两项以上血小板活化分子标志物血浆水平升高：β–TG、PF、血栓烷 B2（TXB2）、P–选择素。②血浆 FIB 含量 < 1.5g/L（肝病 < 1.0g/L，白血病 < 1.8g/L）或 > 4.0g/L，或呈进行性下降。③ 3P 试验阳性，或血浆 FDP > 20mg/L（肝病 > 60mg/L），或血浆 D–D 水平较正常增高 4 倍以上（阳性）。④ PT 延长或缩短 3s 以上（肝病 > 5s），APTT 自然延长或缩短 10s 以上。⑤ AT–Ⅲ：A < 60%（不适用于肝病）或蛋白 C（PC）活性降低。⑥血浆纤溶酶原抗原（PGL：Ag）< 200mg/L。⑦因子Ⅷ：C 活性 < 50%（肝病必备）。⑧血浆内皮素 –1（ET–1）水平 > 80pg/mL 或凝血酶调节蛋白（TM）较正常增高 2 倍以上。综合分析上述监测结果，辅以其他实验室检查（如凝血因子的测定、外周血涂片破碎红细胞、纤维蛋白生成与转换测定等）有助于确诊 DIC 的发生。

八、营养状态的评估与监护

对危重症患者进行正确、合理的营养评估是极其关键的。这种评估有利于弄清患者营养不良的严重程度及持续发展的危险性。在临床上确定患者是否需要营养支持的 3 个常用的指标是：机体成分的组成、半饥饿（semistarvation）状态的持续时间和系统性炎症反应的程度。它反映了机体的营养状态、食物摄入不足的时间长短和疾病造成损害的严重程度。但至今还没有一种评价患者营养状态的方法是被全然接受或无可替代的。其中，临床医师个人对评估方式的取向起到了重要的作用。

传统上血清的蛋白含量常被用于估价患者营养状态。在大多数伴有营养不良的危重症患者中，血清的清蛋白、前清蛋白、转铁球蛋白、胰岛素样生长因

子 –1（IGF–1）及视黄醇结合蛋白均会有一定程度的下降；但它们的下降往往是由疾病本身引起的，而并不一定同营养不良有关。在急性创伤或低水平但慢性的炎症状态下，血清白蛋白的急剧下降可能反映了以下 4 种病理机制。①由于血管通透性的增高，清蛋白从血液移向血管外的其他组织，以形成血管壁内外新的平衡。②某些细胞因子的增加，如白细胞介素 1、肿瘤坏死因子及白细胞介素 6 的增加，抑制了肝脏清蛋白的制造。③增加了的清蛋白分解代谢率。④由于进食蛋白不足，一定程度上降低了清蛋白的合成率。由于疾病中的厌食因素对肝脏清蛋白的合成仅有轻微的影响，在纯消耗情况下，清蛋白的含量往往不会低于 3g/L。重要的是，在一些潜在的伴有蛋白丢失的肠道疾患中，如局限性回肠炎和口炎性腹泻，造成低清蛋白血症的主要原因通常不是造成肠道蛋白的丢失，而是清蛋白对创伤的反应。低清蛋白血症是患者预后不佳的一个重要指标，它反映了全身性炎症反应的程度，因此对那些血清清蛋白水平低下而又不能进食的患者须以早期的营养支持疗法。另一些血清蛋白水平（转铁球蛋白、前清蛋白、视黄醇结合蛋白）往往同清蛋白水平一同下降，但由于它们较短的生命周期和不同的分布量，这种下降的比率各自不同。由于类似的原因，清蛋白或其他蛋白的量不能作为一个评价养分补给足量与否的指标。因为这些蛋白水平即使是在给予了充足的营养支持的情况下还可能维持在低位上，直到创伤因素改善。一旦疾病创伤得到有效的治疗，这些血清蛋白就开始恢复正常，而这些变化却同营养支持无直接关系。

第二节　生命及脏器功能支持与管理的策略

一、生命支持

生命支持就是通常概念的紧急救命术，包括基本生命支持（basic life support，BLS）和高级生命支持（advanced life support，ALS）。

广义的基本生命支持包含了初步心肺复苏术、基本儿童生命支持、基本创伤救命术（basic traumatic life support，BTLS）和气道异物梗阻处理等技术。高级生命支持包含了进一步的生命支持、进一步的创伤生命支持和高级儿童生命支持等，是对生命存在的最基本元素的急救，必须分秒必争地予以准确抢救，目的是立即排除危及生命的紧急情况，及时抢救优先于做出明确诊断。

二、循环与心脏功能支持

循环支持重点是维持和稳定心脏和循环功能。它不仅可用于低血压或休克的患者，也可用于防止器官衰竭患者的并发症的发生。

对于所有循环功能不全的患者，治疗的目的是在纠正基础病（如外科止血或消除感染）的同时，尽早恢复向组织输送氧的能力。心血管支持必须达到并保持适当的心输出量，保持生命器官灌注的体循环压，以恢复组织的血流。因此，循环支持包括心输出量的几个决定因素：前负荷、心肌收缩力和后负荷，以及心率。其措施包括呼吸支持、心脏负荷控制、血容量补充或控制、血管活性药物及正性肌力药物、心输出量管理（如主动脉内球囊反搏术）等。

组织灌注受损可由心源性、梗阻性、低血容量性或血液分布异常引起。这些因素通常是混合性的，例如：在感染中毒症和过敏时，血管舒张及静脉血容量的异常增加，导致相对性低血容量，它与由微血管通透性增加导致的液体丢失所形成的真正低血容量同时存在。如果组织灌注异常持续存在，生命器官的功能将受损害，随后的再灌注将加剧器官的功能失调，且在病情严重时，可导致多器官功能衰竭。因此，对组织灌注受损的早期认识与有效循环支持的立即给予非常必要。

适当的前负荷是增加心输出量的最有效方法，也是恢复组织灌注的一个先决条件。关于胶体液与晶体液的使用，何者为佳仍存在争议。对于低血容量者，循环血容量必须迅速恢复，因为心输出量和组织灌注压的快速恢复可以减少脏器严重受损的机会，特别是减少急性肾衰竭的发生。对由心源性、再分布性和梗阻性原因造成的组织灌注受损的患者，适度补充循环血容量也非常重要。

尽管血容量已经恢复，生命器官的灌注仍在受损，这时可给予正性肌力药物或其他血管活性药物以改善心输出量和血压。正性肌力药物和血管活性药物是稳定和恢复循环功能的重要工具。以往认为，8.0kPa（60mmHg）的平均动脉压 [或收缩压 10.6kPa（80mmHg）] 已经足够，但是一些证据表明，10.6kPa（80mmHg）的平均动脉压可能更合适。在应用药物恢复心输出量和灌注压之前，应尽可能纠正可能损害心脏功能或血管反应性的异常情况，如低氧血症、高碳酸血症及某些药物（如 β 受体阻断剂、血管紧张素转化酶抑制剂、抗心律失常药及镇静药）的作用。用药的效果存在个体差异，所以必须监测药物反应。应当针对病因治疗由组织缺氧引起的代谢性酸中毒。

循环支持的目的通常是达到正常的血流动力学水平，但许多重症患者的存活还与心输出量、氧输送和氧耗的增加有关。

三、呼吸功能支持与气道管理

多数需要重症监护治疗的患者存在低氧血症和（或）呼吸衰竭，因而需要某种类型的呼吸支持。呼吸支持使呼吸衰竭的患者得以生存。随着对急性肺损伤机制认识的逐渐深入和诊治水平的不断改进，患者的存活率还可进一步提高。正确、及时地纠正重症患者的低氧状态，可明显地改善预后。

呼吸支持的程度和类型不同，包括气道管理、氧气疗法、人工辅助呼吸（无创与有创性机械通气）和呼吸治疗。

（一）气道管理

气道管理包括开放和畅通呼吸道、祛除气道分泌物和异物、气道湿化等。气管插管是最常用的有效建立人工气道的方法，其他高级气道技术也层出不穷。指征通常包括：保护气道，如面部创伤或烧伤、昏迷的患者；治疗严重的低氧血症（如肺炎、心源性肺水肿、急性呼吸窘迫综合征）；开胸手术及其他重症复杂手术后治疗；清除气道分泌物；解除呼吸肌疲劳（如重症哮喘）；避免或治疗高碳酸血症，如急性脑损伤、肝性脑病、慢性阻塞性肺疾病等。气管插管可能导致血压降低、内源性交感神经驱动作用减弱、心输出量减少、胃内容物反流和误吸、插管移位等问题。呼吸衰竭的危重患者常伴有心血管功能衰竭，行气管插管是危险医疗行为，有必要对其进行持续监测，尤其应注意心率和血压的变化。

气管切开较经口气管插管会使患者感觉舒适，也适宜于长期支持治疗。如需长期保留气管插管（一般超过 14d），则应考虑选择气管切开。与经口气管插管相比，可减少镇静剂的用量，加速撤机过程，缩短在重症监护病房的住院时间。气管微切术可帮助痰液分泌旺盛和咳嗽无力的患者祛除气道分泌物。

做气道湿化时，若吸入的气体湿化不充分，可破坏上呼吸道内衬的纤毛上皮细胞，导致痰液分泌不畅，增加感染机会。由于管道输送的医用氧气和空气都很干燥；特别是在使用气管插管后气流不经过大部分上呼吸道，使气体的温湿化大为减弱。因而，在呼吸机治疗时，对吸入气体进行人工湿化是非常必要的。

（二）氧气疗法

低氧血症是氧气疗法的指征。所有进入 EICU 的危重患者原则上都应该给予吸氧，保持 PaO ≥ 8kPa 或者 SpO_2 ≥ 90%。治疗初期患者可吸入高浓度氧，然后根据 SpO_2 和动脉血气分析进行调整。临床上可以采用鼻导管吸氧、面罩法给氧，调节氧浓度为 24% ～ 60%。

（三）无创呼吸支持

患者在吸入高流量氧（10L/min）后仍存在低氧血症，则是应用持续气道正压通气（CPAP）的指征。无创通气是指不需气管插管的通气支持，对于尚无严重低氧血症但仍需一定通气支持的患者，无创通气可作为首选。CPAP 可使通气不良的肺泡复张，改善氧合，因而最适用于临床上急需肺泡复张的患者，如急性肺水肿和手术后肺不张的患者，也可用于有免疫缺陷的肺炎患者。对一些慢性通气衰竭患者，则需要长期无创通气支持，无创通气也可用于有创通气撤机后的过渡性治疗。持续气道正压通气需要密闭性良好的面罩、合适的呼吸阀及其他装置。无创呼吸虽然避免了气管插管，降低了发生院内获得性肺炎的危险性，但是有些患者会在使用 CPAP 面罩时产生不适感，有时也发生胃肠道胀气。因而，患者必须配合。要求患者有一定的自主呼吸能力，并能有效地咳嗽。

（四）机械通气支持

对呼吸衰竭患者，在应用无创通气疗效不理想时可采用气管插管行机械通气。通常在下列情况下须行紧急气管插管机械通气：在积极的氧气疗法前提下，仍存在低氧血症（$PaO_2 < 8kPa$ 或 $SaO_2 < 90\%$）、高碳酸血症，甚至意识不清、由于神经肌肉疾患导致肺活量下降等。

1. 通气模式

何种通气方式为优尚无定论。在容量控制通气方式下，呼吸机向患者输送预定的潮气量，吸气压力取决于呼吸系统的阻力和顺应性。压力控制通气方式下，预先设定压力，潮气量随呼吸系统的阻力和顺应性而变化。目前较为重视肺保护性通气策略，其主要目的是通过运用肺扩张技术和呼气末正压来维持最大限度的肺泡容积，限制潮气量和（或）气道压力以避免肺泡过度膨胀。作为肺保护通气策略的一部分，压力控制通气越来越多地运用于急性呼吸窘迫综合征的治疗，它既可限制气道峰压，又可改善肺内气体分布。应用压力控制通气时，常需较长的吸气相（类似反比通气），以保证肺泡充分扩张。高频通气将气体经呼吸机震荡或喷射后进入气道，虽潮气量较小，但仍可进行有效气体交换。但是高频通气技术在呼吸支持领域的地位尚待确立。

目前普遍认为，理想的通气方式应能最大程度地允许患者自主呼吸。现代呼吸机有敏感的触发和流速方式，以适应患者的需要，因而可减少患者的呼吸功耗。在同步间歇强制通气（SIMV）方式时，患者可在强制呼吸的间隔时间内，进行自主呼吸。SIMV 常与压力支持通气（PSV）方式一起用于呼吸机的撤离。压力支持通气是指在每一次自主呼吸中，通过预先设置的压力支持水平，使呼吸机能增加自主呼吸量。双相气道正压通气（BiPAP）与 CPAP 相近，区别在于前者需要设定两个压力水平，呼吸机通过在两个压力水平之间的转换来增加肺泡通气。

2. 通气策略

通气方式及参数诸如潮气量、呼吸频率、呼气末正压、吸呼气时间比的设置取决于患者的病情。例如：延长呼气时间有利于哮喘患者肺泡气体排出；而呼气末正压及延长吸气相使肺泡复张，则适用于存在肺不张或其他类型的肺容积减少的患者。机械通气可加重肺脏的损伤，推测可能与肺泡的过度膨胀，以及远端气道的反复扩张和闭合有关。有证据表明，运用肺保护性通气策略对患者有利，诸如呼气末正压或延长吸气时间以保证肺泡容积，以及限制潮气量和气道峰压，但可能导致 $PaCO_2$ 升高（允许性高碳酸血症）。肺顺应性反映肺的扩张能力，可通过气道压和潮气量对其进行监测，以明确肺泡有无存在过度扩张的危险。

3. 机械通气治疗时的监测

机械通气时需要持续监测 SpO_2 和呼气末二氧化碳浓度，以了解氧合和通气状况。通气效果一般可通过动脉血气分析来了解，也可应用简单的评估表对通气的耐受程度进行评估。

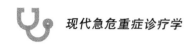

4.呼吸支持时药物辅助治疗

一氧化氮（NO）对通气良好的肺血管区有扩张作用，临床上已应用一氧化氮吸入来改善患者氧合，尤其对改善急性呼吸窘迫综合征患者的动脉血氧分压有效，但还没有证据表明它可以提高生存率，其作用尚待得到公认。

除了治疗哮喘等基本疾病外，皮质激素在应用机械通气患者中的使用指征有限。然而，有报道皮质激素对急性呼吸窘迫综合征晚期纤维增殖阶段的患者，可减轻肺组织纤维化而改善肺功能。

患者常需借助镇静剂以耐受气管插管和机械通气，镇静可使其感到舒适。过去，只有当患者高度镇静甚至处于麻醉状态时才可行机械通气。止痛和镇静的目的因人而异。现代高档呼吸机不需要患者过度镇静；但为了减轻痛觉，或减少患者焦虑及窘迫，仍需用止痛剂。语言精神安慰可使患者感到舒适，但还不能完全替代镇静药物。镇静药物都有不同程度的不良反应。由于危重症患者常不能表达自己的不适、焦虑甚至疼痛，此时，医师可以借助各种评分量表，根据患者对不同刺激的反应来判断病情。

目前并不提倡应用肌肉松弛剂。肌肉松弛剂的使用指征如下：保证气管插管及其他操作的进行；当呼吸驱动很强时进行控制通气，如需要允许性高碳酸血症时；治疗某些疾病，如破伤风；氧合不良时降低氧耗；控制 CO_2 分压水平，防止颅压升高。

5.机械通气的撤离

撤机技术有多种，但撤机的成功与否取决于患者的病情，而患者临床情况的评估是确定何时撤机的最重要因素。撤机前须确保气道清洁、通畅，氧合良好，无 CO_2 潴留。撤机的指征包括：患者氧合良好，在吸氧浓度 < 0.6 的情况下，$PaO_2 > 8kPa$；能维持 CO_2 分压在正常范围内；可满足断开呼吸机后的呼吸功耗；意识清楚，反应良好。撤机方法包括在严密监护患者病情时，逐渐增加患者自主呼吸的时间或逐渐降低通气支持的水平。

6.其他呼吸支持方法

行气管插管的患者多意识模糊、咳嗽无力及感觉不适，故不能有效地清除气道分泌物。物理治疗有助于机械通气患者排痰，故定期的胸部理疗和及时的吸痰是必要的。

在ICU，患者采取合理的体位十分重要。将患者置于俯卧位，有利于改善持续性低氧血症。研究表明，对持续性低氧血症的患者使用俯卧位通气可改善氧合，推测与患者胸膜腔压力梯度的改变有关。定期给患者翻身可避免褥压疮形成，同时也有利于清除气道分泌物。病情较重、不能定期翻身的患者可使用翻身活动床。

四、其他脏器功能支持与管理

（一）肾脏支持

危重症患者经常发生少尿和肾功能不全的情况。大多数病例是在原发疾病过程中产生的继发性肾脏损害。急性肾衰竭患者通常有多器官功能障碍，多需呼吸或循环支持，越来越多地在 ICU 诊治。

在危重症患者，急性肾衰竭是一些因素联合作用的结果，如低血容量（绝对或相对）、肾脏灌注不足（低灌注压、低心输出量）、感染毒血症、药物（包括放射显影增强剂）、肝功能异常、集合管阻塞（部分或全部）、血管闭塞（大血管或小血管）或原发性肾脏疾病。某种或多种致病因素在起作用与发生急性肾衰竭之间存在一个时机窗，有必要快速鉴别和纠正这些致病因素，并避免产生进一步的潜在致病因素。出现急性肾衰竭后，患者对任何心肺功能不全、尿道阻塞和感染毒血症的治疗措施均缺乏相应的反应，尿素氮、肌酐的浓度持续增高。

对已发生肾功能不全或存在潜在肾脏功能不全危险的重症监护患者，其紧急处理方案为：评估和纠正呼吸或循环障碍；处理肾脏功能不全引起的任何威胁生命的情况（高钾血症、水钠潴留、严重尿毒症、严重酸中毒）；排除尿道梗阻；确定病因和明确肾功能不全的原因，并立即开始治疗；了解用药史，适当更改医嘱；有适应证的患者应及早使用肾脏替代疗法。

肾脏替代疗法的适应证包括：无法控制的高血钾；对利尿剂无反应的严重水钠潴留；严重的尿毒症；严重酸中毒。根据血浆尿素氮浓度和患者的具体条件开始采用适宜的肾脏替代疗法，通常以尿素氮浓度大于 30mmol/L 为限。肾脏替代疗法主要有血液滤过、血液透析、腹膜透析等多种方法。目前，对大多数危重症患者建议采用半持续性血液滤过，带有或不带有透析，这种方法对患者的生化指标和心功能影响较小。治疗慢性肾功能不全的短程血液透析、腹膜透析在 ICU 中使用得越来越少。

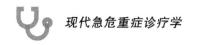

（二）神经系统支持

脑外伤、中毒、脑卒中、神经系统感染、心脏及呼吸骤停或者代谢性脑病等都可能引起神经系统衰竭；在重症监护治疗中需要治疗多种的神经系统疾病。神经系统支持是综合治疗的一部分，主要是根据患者神经系统监护结果及具体情况给予相关处理，包括机械通气、控制颅内压和脑灌注压及抗惊厥治疗等。

神经系统疾病重症监护治疗的基本原则包括：应保护气道通畅，常用的措施是气管内插管或气管切开；必要时用机械通气维持正常的气体交换。特别是在严重脑供氧下降的情况下，例如急性脑损伤时，PaO_2 应保持在 12kPa 以上，$PaCO_2$ 保持在正常低限水平（4.0～4.5kPa）；保持足够的脑灌注压对维持脑的氧输送是很重要的；特殊的监测技术如监测颅内压有助于治疗。行气管插管患者需要镇静，以免颅内压升高。脑损伤患者由于上呼吸道反射受到损害，易于早期并发院内肺部感染，建议用广谱抗生素进行预防。癫痫是 ICU 常见危重症，传统的地西泮药物无效时，应该使用二线药物，如硫喷妥钠、丙泊酚。

（三）危重症的营养支持

近年来，虽然医学科学有了长足的进步，但重症患者营养不良的发生率却未见下降。因此，临床营养支持作为重症患者综合治疗的重要组成部分，应该得到足够的重视。因为，营养支持尤其是全胃肠外营养，不但价格昂贵，而且会由于应用不当而造成患者健康受损。不推荐不加选择地进行营养支持，而应先进行营养状态评价，筛选出那些可能从营养支持中获益的患者。

早期的临床营养支持多侧重于对热卡和多种基本营养素的补充。现代临床营养支持不仅已经超越了以往提供能量，恢复"正氮平衡"的范畴，而且代谢调理和免疫功能调节，从结构支持向功能支持发展，发挥着"药理学营养"的重要作用，成为现代危重病治疗的重要组成部分。例如不同蛋白质（氨基酸）对于细胞生长与修复、多种酶系统活性、核酸代谢、细胞因子产生、免疫系统功能的影响各异；而不同脂质的代谢则对于细胞膜的功能和稳定，各种皮质激素与性激素水平，以及众多炎性介质和凝血过程有着不同的作用。碳水化合物在不同疾病状态和疾病不同时期的代谢也不一致。而一些维生素与微量元素除了作为多种辅酶起作用之外，还具有清除氧自由基的功能。

　　危重症患者营养支持的目的在于供给细胞代谢所需要的能量与营养底物，维持组织器官结构与功能；通过营养素的药理作用调理代谢紊乱，调节免疫功能，增强机体抗病能力，从而影响疾病的发展与转归，这是实现重症患者营养支持的总目标。营养支持开始的时间取决于对患者营养状态的评估。对于摄入不足的患者，尽可能在他们潜在的营养不良期就给予营养支持。一般来讲，营养状态低下的患者有以下症状：体重丢失大于15%～20%，中臂肌肉周径（MAMC，无脂肉质的指标）小于标准值5%，如果不能进食，应该在早期即给予营养支持；对营养不良的外伤患者应该尽早给予营养支持；对于一个营养状态良好的患者，因为轻度到中度的全身性炎症反应而不能进食，营养支持可以在发病后第 5 天开始。如能进食，在 10d 后可以开始进食营养物质，在这种情况下，患者完全可以承受短时间内的营养摄取不足，而不发生器官功能的衰退。

　　根据营养素补充途径，临床营养支持分为肠外营养支持（parenteral nutrition，PN）与肠内营养营养支持（enteral nutrition，EN）两种方法。随着临床营养支持的发展，营养支持方式已由通过外周或中心静脉途径的 PN 为主要的营养供给方式，转变为通过鼻胃 / 鼻空肠导管或胃 / 肠造口途径为主的肠内营养支持。有关营养支持时机的临床研究也显示，早期 EN 虽然能使感染性并发症的发生率降低，住院时间缩短等，但重症患者肠内营养不耐受的发生率高于普通患者。所以对于合并肠功能障碍的重症患者，肠外营养支持是其综合治疗的重要组成部分。

　　合理的热量供给是实现重症患者有效的营养支持的保障。有关应激后能量消耗测定的临床研究表明，合并全身感染患者，能量消耗（REE/MEE）第 1 周为 105kJ/（kg·d），第 2 周可增加至 167kJ/（kg·d）。创伤患者第 1 周为 126kJ/（kg·d），某些患者第 2 周可高达 230kJ/（kg·d）。大手术后能量消耗为基础能量需要（BMR）的 1.25～1.46 倍。但这并非是急性应激状态的重症患者的能量供给目标。不同疾病状态、时期及不同个体，其能量需求亦是不同的。应激早期，合并有全身炎症反应的急性重症患者，能量供给在 84～105kJ/（kg·d）。这被认为是大多数重症患者能够接受并可实现的能量供给目标，即所谓"允许性"低热量喂养。其目的在于避免营养支持相关的并发症，如高血糖、高碳酸血症、淤胆与脂肪沉积等。值得注意的是，对 EICU 患者来说，营养供给时应考虑到危重机体的器官功能、代谢状态及其对补充营养底物的代谢、利用能力。在肝肾功能受损的情况下，营养底物的代谢与排泄均受到限制，供给量超过机体代谢负荷，将加重代谢紊乱与脏器功能损害。肥胖的重症患者应根据其理想体重计算所需能量。对于病程较长、合并感染和创伤的重症患者，病情稳定后的能量补充需要适当地增加，目标喂养可达 126 ～ 146kJ/（kg·d），否则将难以纠正患者的低蛋白血症。

由于重症患者肠内营养不耐受的发生率增高，常影响肠内营养支持的有效实施而导致喂养不足（underfeeding），并使获得性血源性感染的发生率增高。近年来多中心研究证明，营养治疗管理方案，有助于使更多的患者达到目标能量供给，提高肠内营养所占的比例，以及保证 EN 的有效实施。

第三章　酸碱平衡紊乱

第一节　代谢性酸中毒

一、定义

人体动脉血液中酸碱度（pH）是血液内 H^+ 浓度的负对数值，正常为 $7.35 \sim 7.45$，平衡值为 7.40。体液中 H^+ 摄入很少，主要是在代谢过程中内生而来。机体对酸碱负荷有相当完善的调节机制，主要包括缓冲、代偿和纠正作用。碳酸氢盐是体液中最重要作用最大的缓冲对，代谢性酸负荷时，H^+ 与 HCO_3^- 结合成 H_2CO_3，H_2CO_3 极不稳定，大部分分解成 CO_2 和 H_2O，CO_2 通过呼吸排出体外，使血液中 HCO_3^- 与 H_2CO_3 的比值保持在 $20:1$，pH 值也将保持不变，可是代偿是有限度的，如果超过了机体所能代偿的程度，酸中毒将进一步加剧。代谢性酸中毒是最常见的一种酸碱平衡紊乱，以原发性 HCO_3^- 降低（$< 21\text{mmol/L}$）和 pH 值降低（< 7.35）为特征。

二、病因和发病机制

（一）病因

不外乎 H^+ 产生过多、排出受阻，或者 HCO_3^- 丢失过多。常见于：①腹膜炎、休克、高热等酸性代谢废物产生过多，或长期不能进食，脂肪分解过多，酮体积累；②腹泻、肠瘘、胆瘘和胰瘘等，大量 HCO^- 由消化道中丢失；③急性肾衰竭，

排 H^+ 和再吸收 HCO_3^- 受阻。

当体内 H^+ 升高后，除体液缓冲系统作用外，主要由肺和肾调节。$H^+ + HCO_3^- \rightarrow H_2CO_3 \rightarrow H_2O + CO_2$。当 HCO_3^- 减少时，H_2CO_3 相应增高，离解出 CO_2，使血 PCO_2 升高，刺激呼吸中枢，引起呼吸深快，CO_2 排出增加，血中 H_2CO_3 相应减少以代偿；肾脏通过排出 H^+、NH^+ 和回收 HCO_3^-，以提高血浆中 HCO_3^-/H_2CO_3 的比值，pH 仍属正常，称为代偿性代谢性酸中毒；若两者比值不能维持正常，pH 降至 7.35 以下则为失代偿性代谢性酸中毒。

（二）发病机制

1.酸性物质产生过多

（1）乳酸酸中毒：乳酸酸中毒可见于各种原因引起的缺氧，其发病机制是缺氧时糖酵解过程加强，乳酸生成增加，因氧化过程不足而积累，导致血乳酸水平升高。这种酸中毒很常见。

（2）酮症酸中毒：酮症酸中毒是在体脂大量动用的情况下，如糖尿病、饥饿、妊娠反应较长时间有呕吐症状者，酒精中毒呕吐并数日少进食物者，脂肪酸在肝内氧化加强，酮体生成增加并超过了肝外利用量，因而出现酮血症。酮体包括丙酮、β－羟丁酸、乙酰乙酸，后两者是有机酸，导致代谢性酸中毒。这种酸中毒也是 AG 增加类正常血氯性代谢性酸中毒。

因胰岛素缺乏而发生糖尿病的患者，可以出现严重的酮症酸中毒，甚而致死。因为正常时人体胰岛素对抗脂解激素，使脂解维持常量。当胰岛素缺乏时，脂解激素如 ACTH、皮质醇、胰高血糖素及生长激素等的作用加强，大量激活脂肪细胞内的脂肪酶，使甘油三酯分解为甘油和脂肪酸的过程加强，脂肪酸大量进入肝脏，肝脏则生酮显著增加。

肝脏生酮增加与肉毒碱酰基转移酶活性升高有关。因为正常时胰岛素对比酶具有抑制性调节作用，当胰岛素缺乏时此酶活性显著增强。这时进入肝脏的脂肪酸形成脂肪酰辅酶 A（Fatty acyl-CoA）之后，在此酶作用下大量进入线粒体，经 β－氧化而生成大量的乙酰辅酶 A，乙酰辅酶 A 是合成酮体的基础物质。正常情况下，乙酰辅酶 A 经柠檬酸合成酶的催化与草酰乙酸缩合成柠檬酸而进入三羧酸循环，或经乙酰辅酶 A 羧化酶的作用生成丙二酰辅酶 A 而合成脂肪酸，因此乙酰辅酶 A 合成酮体的量是很少的，肝外完全可以利用。此外，糖尿病患者肝细胞中增多的脂肪酰辅酶 A 还能抑制柠檬酸合成酶和乙酰辅酶 A 羧化酶的活性，使乙酰辅酶 A 进入三羧酸循环的通路不畅，同时也不易合成脂肪酸。这样就使大量乙酰辅酶 A 肝内缩合成酮体。

非糖尿病患者的酮症酸中毒是糖原消耗补充不足，机体进而大量动用脂肪所致，如饥饿等。

2. 肾脏排酸保碱功能障碍

不论肾小管上皮细胞 H+ 排泌减少和碳酸氢盐生成减少还是肾小球滤过率严重下降，不论急性或慢性肾衰竭，均能引起肾性代谢性酸中毒。由于肾脏是机体酸碱平衡调节的最终保证，故肾衰竭的酸中毒更为严重，也是不得不采取血液透析措施的临床危重情况之一。

（1）肾衰竭：肾衰竭如果主要是由于肾小管功能障碍所引起时，则此时的代谢性酸中毒主要是因小管上皮细胞产 NH 及排 H^+ 减少所致。正常肾小管上皮细胞内谷氨酰胺及氨基酸由血液供应，在谷氨酰胺酶及氨基酸化酶的催化作用下不断生成 NH，NH_3 弥散入管腔与肾小管上皮细胞分泌的 H^+ 结合形成 NH^+，使尿液 pH 值升高，这就能使 H^+ 不断分泌入管腔，完成排酸过程。原尿中的 Na^+ 被 NH^+ 不断换回，与 HCO_3^- 相伴而重新入血成为 $NaHCO_3$。这就是肾小管的主要排酸保碱功能。当肾小管发生病变从而引起此功能严重障碍时，即可发生酸中毒。此类酸中毒因肾小球滤过功能无大变化，并无酸类的阴离子因滤过障碍而在体内潴留，其特点为 AG 正常类高血氯性代谢性酸中毒。也就是说 HPO_4^{2-}、SO_4^{2-} 等阴离子没有潴留，故 AG 不增加，而 HCO_3^- 重吸收不足，则由另一种容易调节的阴离子 Cl^- 代替，从而血氯上升。

肾衰竭如果主要是肾小球病变而使滤过功能障碍，则一般当肾小球滤过率不足正常的 20% 时，血浆中未测定阴离子 HPO_4^{2-}、SO_4^{2-} 和一些有机酸均可因潴留而增多。这时的特点是 AG 增加类正常血氯性代谢性酸中毒。HPO_4^{2-} 滤出减少，可以使可滴定酸排出减少，从而导致 H^+ 在体内潴留。

（2）碳酸酐酶抑制剂：例如使用乙酰唑胺作为利尿时，由于该药物抑制了肾小管上皮细胞中的碳酸酐酶活性，使 $CO_2+H_2O \rightarrow H_2CO_3 \rightarrow H^++HCO_3^-$ 反应减弱，H^+ 分泌减少，HCO_3^- 重吸收减少，从而导致 AG 正常类高血氯性酸中毒。此时 Na^+、K^+、HCO_3^- 从尿中排出高于正常，可起利尿作用，用药时间长要注意上述类型酸中毒。

（3）肾小管性酸中毒：肾小管性酸中毒（Renal Tubular Acidosis，RTA）是肾脏酸化尿液的功能障碍而引起的 AG 正常类高血氯性代谢性酸中毒。目前按其发病机制可分四型。

Ⅰ型：远端肾小管性酸中毒（DistalRTA），是远端小管排 H^+ 障碍引起的。此时远端小管不能形成并维持正常管内与管周液的 H+ 陡峭浓度差。小管上皮细胞形成 H_2CO_3 障碍，且管腔内 H^+ 还可弥散回管周液。它可能是肾小管上皮细胞排 H^+ 的一系列结构、功能和代谢的不正常引起的。其病因有原发性、自身免疫性、肾钙化、药物中毒（两性霉素 B、甲苯、锂化合物、某些镇痛剂及麻醉剂）、肾盂肾炎、尿路阻塞、肾移植、麻风、遗传性疾病、肝硬化等。

Ⅱ型：近端肾小管性酸中毒（ProximalRTA），是近端小管重吸收 HCO_3^- 障碍引起的。此时尿中有大量 HCO_3^- 排出，血浆 HCO_3^- 降低。如果我们人为地将这类患者的血浆 HCO_3^- 升至正常水平并维持之，即可到肾丢失 HCO_3^- 超过滤过量的 15%，这是一个很大的量，因此可导致严重酸中毒。当血浆 HCO_3^- 显著下降，酸中毒严重时，患者尿中 HCO_3^- 也就很少了，用上述办法方可观测到其障碍之所在。此型 RTA 的发病机制可能系主动转运的能量不足所致，多系遗传性的代谢障碍。

Ⅲ型：即 Ⅰ～Ⅱ 混合型，既有远端小管酸化尿的功能障碍，也有近端曲管重吸收 HCO_3^- 的障碍。

Ⅳ型：据目前资料认为系远端曲管阳离子交换障碍所致。此时管腔膜对 H^+ 通过有障碍。患者有低肾素性低醛固酮血症、高血钾。K^+ 高时，与 H^+ 竞争，也使肾 NH^+ 排出下降，H^+ 潴留。常见于醛固酮缺乏症、肾脏对醛固酮反应性降低或其他如 Ⅰ 型或 Ⅱ 型的一些原因引起。

（4）肾上腺皮质功能低下（阿狄森氏病）：一方面由于肾血流量下降，缓冲物质滤过减少，形成可滴定酸少；另一方面由于 Na^+ 重吸收减少，NH_3 和 H^+ 的排出也就减少，因为 Na^+ 的重吸收与 NH_3 及 H^+ 的排出之间存在着一个交换关系。

3. 肾外失碱

肠液、胰液和胆汁中的 HCO_3^- 均高于血浆中的 HCO_3^- 水平。故当腹泻、肠瘘、肠道减压吸引等时，可因大量丢失 HCO_3^- 而引起 AG 正常类高血氯性代谢性酸中毒。输尿管乙状结肠吻合术后亦可丢失大量 HCO_3^- 而导致此类型酸中毒，其机制可能是 Cl^- 被动重吸收而 HCO_3^- 大量排出，即 Cl^-–HCO_3^- 交换所致。

4. 酸或成酸性药物摄入或输入过多

氯化铵在肝脏内能分解生成氨和盐酸，用此祛痰剂日久量大可引起酸中毒。$NH_4Cl \rightarrow NH_3 + H^+ + Cl^-$。为 AG 正常类高血氯性代谢性酸中毒。氯化钙使用日久量大亦能导致此类酸中毒，其机制是 Ca^{2+} 在肠中吸收少，而 Cl^- 与 H^+ 相伴随而被吸收，其量多于 Ca^{2+}，Ca^{2+} 能在肠内与缓冲碱之一的 HPO_4^{2-} 相结合，使 HPO_4^{2-} 吸收减少。Ca^{2+} 也能与 $H_2PO_4^-$ 相结合生成不吸收的 $Ca_3(PO_4)_2$ 和 H^+，而 H^+ 伴随 Cl^- 而被吸收。

水杨酸制剂如阿司匹林（乙酰水杨酸）在体内可迅速分解成水杨酸，它是一个有机酸，消耗血浆的 HCO_3^-，引起 AG 增加类正常血氯性代谢性酸中毒。

甲醇中毒时由于甲醇在体内代谢生成甲酸，可引起严重酸中毒，有的病例报告血 pH 可降至 6.8。误饮含甲醇的工业酒精或将甲醇当作酒精饮用者可造成中毒。我国 1987 年曾发生过大批中毒病例。除甲醇的其他中毒危害外，AG 增加类正常血氯性代谢性酸中毒是急性中毒的重要死亡原因之一。积极作用 $NaHCO_3$ 抢救的道理就在于此。

酸性食物如蛋白质代谢最终可形成硫酸、酮酸等，当然，在正常人并无问题。但是当肾功能低下时，高蛋白饮食是可能导致代谢性酸中毒的。这也是 AG 增加类正常血氯性代谢性酸中毒。

输注氨基酸溶液或水解蛋白溶液过多时，亦可引起代谢性酸中毒，特别是氨基酸的盐酸盐，在代谢中会分解出 HCl 来。这些溶液制备时 pH 值均调至 7.4，但其盐酸盐能在代谢中分解出盐酸这一点仍需注意。临床上根据情况给患者补充一定量 $NaHCO_3$ 的道理就在于此。

5. 稀释性酸中毒

大量输入生理盐水，可以稀释体内的 HCO_3^- 并使 Cl^- 增加，因而引起 AG 正常类高血氯性代谢性酸中毒。

三、临床表现

随病因表现而不同，轻者常被原发病掩盖。主要有：①呼吸深快，通气量增加，PCO_2 下降，可减轻 pH 下降幅度，有时呼气中带有酮味；②面部潮红、心率加快，血压常偏低，神志不清，甚至昏迷，患者常伴有严重缺水的症状；③心肌收缩力和周围血管对儿茶酚胺的敏感性降低，引起心律不齐和血管扩张，血压下降，急性肾功能不全和休克；④肌张力降低，腱反射减退和消失；⑤血液 pH 值、二氧化碳结合力（CO_2CP）、SB、BB、BE 均降低，血清 Cl^-、K^+ 可升高。尿液检查一般呈酸性反应。

四、诊断

根据患者有严重腹泻、肠瘘或输尿管乙状结肠吻合术等的病史，又有深而快的呼吸，即应怀疑有代谢性酸中毒。血气分析可以明确诊断，并可了解代偿情况和酸中毒的严重。失代偿时，血液 pH 值和 HCO_3^- 明显下降，PCO_3 正常；部分代偿时，血液 pH 值、HCO_3^- 和 PCO_2 均有一定程度的降低。如无条件进行此项测定，可作二氧化碳结合力的测定，也可确定诊断和大致判定酸中毒的程度。血清 Na^+、K^+、Cl^- 等的测定，也有助于判定病情。

五、治疗

（1）积极防治引起代谢性酸中毒的原发病，纠正水、电解质紊乱，恢复有效循环血量，改善组织血液灌流状况，改善肾功能等。

（2）纠正代谢性酸中毒：严重酸中毒危及生命，则要及时给碱纠正。一般多用 $NaHCO_3$ 以补充 HCO_3^-，去缓冲 H^+。乳酸钠也可用，不过在肝功能不全或乳酸酸中毒时不用，因为乳酸钠经肝代谢方能生成 $NaHCO_3$。三羟甲基氨基甲烷（Tris-hydroxymethyl Aminomethane，THAM 或 Tris）近来常用。它不含 Na^+、HCO_3^- 或 CO_2。其分子结构式为（CH_2OH）$_3CNH_2$，它是以其 OH^- 去中和 H^+ 的。1g$NaHCO_3$ 含有 11.9mmol 的 HCO_3^-，1g 乳酸钠相当于 9mmol 的 HCO_3^-，1gTHAM 相当于 8.2mmol 的 HCO_3^-。而 $NaHCO_3$ 溶液作用迅速、疗效确切、不良反应小。

纠正代谢性酸中毒时补充碱量可用下式计算：补充碱（mmol）=（正常 CO_2CP- 测定 CO_2CP）× 体重（kg）×0.2；或补充碱（mmol）=（正常 SB- 测定 SB）× 体重（kg）×0.2。

临床上可先补给计算量的 1/2 ～ 1/3，再结合症状及血液化验结果，调整补碱量。在纠正酸中毒时大量 K^+ 转移至细胞内，引起低血钾，要随时注意纠治低钾。

（3）处理酸中毒时的高钾血症和患者失钾时的低钾血症：酸中毒常伴有高钾血症，在给碱纠正酸中毒时，H^+ 从细胞内移至细胞外不断被缓冲，K^+ 则从细胞外重新移向细胞内从而使血钾回降。但需注意，有的代谢性酸中毒患者因有失钾情况存在，虽有酸中毒但伴随着低血钾。纠正其酸中毒时血清钾浓度更会进一步下降引起严重甚至致命的低血钾。这种情况见于糖尿患者渗透性利尿而失钾，腹泻患者失钾等。纠正其酸中毒时需要依据血清钾下降程度适当补钾。

严重肾衰竭引起的酸中毒，则需进行腹膜透析或血液透析方能纠正其水、电解质、酸碱平衡以及代谢尾产物潴留等紊乱。

第二节　呼吸性酸中毒

一、定义

呼吸性酸中毒是以原发的 PCO_2 增高及 pH 值降低为特征的高碳酸血症。急性严重呼酸表现为呼吸急促、呼吸困难和明显的神经系统症状，如头痛、视野模糊、烦躁不安，甚至出现震颤、意识模糊、谵妄和昏迷。体检可发现视盘水肿、脑脊液压力增高和心律失常等。

二、病因和发病机制

（一）病因

系肺泡通气功能障碍所致。

常见于：①呼吸中枢抑制，如麻醉药使用过量；②呼吸道梗阻，如喉痉挛、支气管痉挛、呼吸道烧伤及异物、溺水、颈部血肿或包块压迫气管等；③肺部疾患，如休克肺、肺水肿、肺不张、肺炎等；④胸部损伤：如手术、创伤、气胸、胸腔积液等。

（二）发病机制

1.呼吸中枢抑制

一些中枢神经系统的病变如延脑肿瘤、延脑型脊髓灰质炎、脑炎、脑膜炎、椎动脉栓塞或血栓形成、颅内压升高、颅脑外伤时，呼吸中枢活动可受抑制，使通气减少而 CO_2 蓄积。此外，一些药物如麻醉剂、镇静剂、镇静剂（吗啡、巴比妥钠等）均有抑制呼吸的作用，剂量过大亦可引起通气不足。碳酸酐酶抑制剂如乙酰唑胺能引起代谢性酸中毒前已述及。它也能抑制红细胞中的碳酸酐酶而使 CO_2 在肺内从红细胞中释放减少，从而引起动脉血 PCO_2 升高。有酸中毒倾向的伤病员应慎用此药。

2. 呼吸神经、肌肉功能障碍

见于脊髓灰质炎、急性感染性多发性神经炎（Guillain-barre 综合征）、肉毒中毒、重症肌无力、低钾血症或家族性周期性麻痹、高位脊髓损伤等。严重者呼吸肌可麻痹。

3. 胸廓异常

胸廓异常影响呼吸运动常见的有脊柱后、侧凸，连枷胸（FlailChest），关系强直性脊柱炎（Ankylosing Spondylitis），心肺性肥胖综合征（Picwick 综合征）等。

4. 气道阻塞

常见的有异物阻塞、喉头水肿和呕吐物的吸入等。

5. 广泛性肺疾病

广泛性肺疾病是呼吸性酸中毒的最常见的原因。它包括慢性阻塞性肺疾病、支气管哮喘、严重间质性肺疾病等。这些病变均能严重妨碍肺泡通气。

6. CO_2 吸入过多

指吸入气中 CO_2 浓度过高，如坑道、坦克等空间狭小通风不良之环境中。此时肺泡通气量并不减少。

三、临床表现

在呼吸器官有病时如果发生急性呼吸性酸中毒则有呼吸加深加快发绀及心跳快等表现。若呼吸中枢因药物或 CO_2 蓄积受到抑制，就可能无呼吸加深加快的表现在外科手术中若用气管内插管麻醉，能因通气不足而突然发生急性呼吸性酸中毒。当 $PCO_2 > 6.7kPa$（50mmHg）时，血压明显上升，PCO_2 进一步升高，则血压反而下降，如未及时发现，由于酸中毒使 K^+ 向细胞外液转移过多过速则能出现急性高钾血症引发心室纤颤或心脏停搏。所以在气管插管麻醉时如发现血压升高，应注意检查是否有通气不良或须更换钠石灰。

四、诊断

患者有呼吸功能受影响的病史，又出现一些呼吸性酸中毒的症状，即应怀疑有呼吸性酸中毒。

凡具有上述致病原因者，若血浆 $PaCO_2 > 6kPa$（45mmHg），则考虑呼酸的诊断。其中若 pH < 7.35，为失代偿性；若 pH 在 7.35 ~ 7.45 者，为代偿性，此时需要与代碱相鉴别。此外，尚应判断 HCO_3^- 的代偿程度。若 $PaCO_2$ 上升 1.33kPa（10mmHg），HCO_3^- 上升 3mmol，则为慢性呼酸；若 HCO_3^- 仅上升 1mmol，则为急性呼酸或混合型酸碱失衡。

五、治疗

（1）积极防治引起的呼吸性酸中毒的原发病。

（2）改善肺泡通气，排出过多的 CO_2。根据情况可行气管切开，人工呼吸，解除支气管痉挛、祛痰、给氧等措施，给氧时氧浓度不能太高，以免抑制呼吸。

人工呼吸要适度，因为呼吸性酸中毒时 $NaHCO_3/H_2CO_3$ 中 H_2CO_3 原发性升高，NaH_2CO_3 呈代偿性继发性升高。如果通气过度则血浆 PCO_2 迅速下降，而 $NaHCO_3$ 仍在高水平，则患者转化为细胞外液碱中毒，脑脊液的情况也如此。可以引起低钾血症、血浆 Ca^{2+} 下降、中枢神经系统细胞外液碱中毒、昏迷甚至死亡。

（3）一般不给碱性药物，除非 pH 下降甚剧，因碳酸氢钠的应用只能暂时减轻酸血症，不宜长时间应用。酸中毒严重时如患者昏迷、心律失常，可给 THAM 治疗以中和过高的 H^+。$NaHCO_3$ 溶液亦可使用，不过必须保证在有充分的肺泡通气的条件下才可作用。因为给 $NaHCO_3$ 纠正呼吸性酸中毒体液中过高的 H^+，能生成 CO_2，如不能充分排出，会使 CO_2 深度升高。

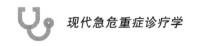

第三节　代谢性碱中毒

一、定义

由于碱性物质摄入太多或固定酸大量丢失而引起血浆 HCO_3^- 浓度原发性增高，称为代谢性碱中毒。

二、病因和发病机制

（一）病因学

代碱的基本原因是失酸（H^+）或得碱（HCO_3^-）。常见于：① H^+ 丢失过多，如持续呕吐（幽门梗阻），持续胃肠减压等；② HCO_3^- 摄入过多，如消化性溃疡时大量服用碳酸氢钠；③利尿排氯过多，尿中 Cl^- 与 Na^+ 的丢失过多，形成低氯性碱中毒。当血浆 HCO_3^- 升高后，血 pH 升高，抑制呼吸中枢，呼吸变慢变浅，以保留 CO_2，使血液 H_2CO_3 增加以代偿。同时肾小管减少 H^+、NH_3 的生成，HCO_3^- 从尿排出增加，使得血浆中 HCO_3^-/H_2CO_3 的比值恢复20∶1。

（二）发病机制

1. 氢离子丢失过多

（1）胃液丢失：常见于幽门梗阻或高位肠梗阻时的剧烈呕吐，直接丢失胃酸（HCl）。胃腺壁细胞生成 HCl，H^+ 是胃腺壁细胞由 $CO_2+H_2O \rightarrow H_2CO_3 \rightarrow H^++HCO_3^-$ 反应而来，Cl^- 则来自血浆。壁细胞中有碳酸酐酶促进此反应能迅速进行。H^+ 与 Cl^- 在胃腺腔内形成 HCl 分泌入胃内。进入小肠后 HCl 与肠液、胰液、胆汁等碱性消化液中的 $NaHCO_3$ 中和。碱性液的分泌是受 H^+ 入肠的刺激引起的。因此，如果 HCl 因呕吐而丢失，则肠液中 $NaHCO_3$ 分泌减少，体内将有潴留；再者，已分泌入肠的 $NaHCO_3$ 不被 HCl 中和，势必引起肠液中 HCO_3^- 升高而使其重吸收增加。这就使血中 HCO_3^- 上升而导致代谢性碱中毒。

胃液大量丢失时可伴有 Cl^+、K^+ 的丢失和细胞外液容量减少，这些因素也与此时的代谢性碱中毒发生有关。低血 Cl^- 时，同符号负离子 HCO_3^- 增多以补偿之，低血 K^+ 时由于离子转移而 H^+ 移入细胞内，细胞外液容量减少时由于醛固酮分泌增多而促进 Na^+ 重吸收而促使 H^+ 和 K^+ 排出，这些均能引起代谢性碱中毒。

（2）肾脏排 H^+ 过多：肾脏排出 H^+ 过多主要是由于醛固酮分泌增加引起的。醛固酮能促进远曲小管和集合管排出 H^+ 及 K^+，而加强 Na^+ 的重吸收。H^+ 排出增多则由于 $H_2COH_3 \rightarrow H^+ + HCO_3^-$ 的反应，HCO_3^- 生成多，与 Na^+ 相伴而重吸收也增加，从而引起代谢性碱中毒，同时也伴有低钾血症。

醛固酮分泌增加见于下列情况：①原发性醛固酮增多症。②库欣综合征：常由垂体分泌 ACTH 的肿瘤、原发性肾上腺皮质增生或肿瘤等所引起。皮质醇等激素的生成和释放增多，皮质醇也有盐皮质激素的活性，故亦能导致代谢性碱中毒。③先天性肾上腺皮质增生：可分为两型——17- 羟化酶缺乏型（非男性化）和 11- 羟化酶缺乏型（男性化）。因为这些酶缺乏而导致皮质醇合成减少，血中皮质醇水平下降反馈地引起垂体分泌过多 ACTH，促进肾上腺皮质合成并分泌更多脱氧皮质酮（Deoxycorticorticosterone，DOC）和皮质酮。DOC 则具有明显的盐皮质激素活性。④ Bartter 综合征：这是以近球装置增生而肾素分泌增多为特点的综合征。通过肾素 – 血管紧张素 – 醛固酮系统引起醛固酮分泌增多，患者无高血压是因为其血管对血管紧张素 Ⅱ 的反应性降低。由于患者前列腺素分泌增多，故近年也提出交感神经兴奋而使前列腺素增多从而导致肾素分泌增多的机制。例如使用消炎痛抑制前列腺素合成，可以降低患者肾素及醛固酮水平，并使代谢性碱中毒及 Na^+、K^+ 恢复正常。⑤近球装置肿瘤，其细胞能分泌大量肾素，引起高血压及代谢性碱中毒。⑥甘草及其制剂长期大量使用时，由于甘草酸具有盐皮质激素活性，故能引起类似醛固酮增多症时的代谢性碱中毒。⑦细胞外液容量减少时引起醛固酮分泌增多以加强 Na+ 重吸收而保容量，可引起代谢性碱中毒。常见于速尿、利尿酸等髓袢利尿剂时或大量胃液丧失时。此种情况下，细胞外液每减少 1L，血浆 HCO_3^- 约增加 1.4mmol/L。速尿和利尿酸除可使细胞外液减少外，其抑制肾小管髓袢升支对 Cl^-、Na^+ 的重吸收能导致到达远端曲管的 Na^+ 增多而使远端曲管排 H^+ 换 Na^+ 过程加强，这也与代谢性碱中毒的发生有关。⑧创伤和手术时的应激反应时有肾上腺皮质激素分泌增多，常伴以代谢性碱

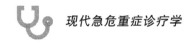

中毒。

2. 碱性物质摄入过多

（1）碳酸氢盐摄入过多：例如溃疡患者服用过量的碳酸氢钠，中和胃酸后导致肠内 $NaHCO_3$ 明显升高时，特别是肾功能有障碍的患者由于肾脏调节 HCO_3^- 的能力下降可导致碱中毒。此外，在纠正酸中毒时，输入碳酸氢钠过量也同样会导致碱中毒。

（2）乳酸钠摄入过多：经肝脏代谢生成 HCO_3^-，见于纠正酸中毒时输乳酸钠溶液过量。

（3）柠檬酸钠摄入过多：输血时所用液多用柠檬酸钠抗凝。每 500mL 血液中有柠檬酸钠 16.8mEq，经肝代谢性可生成 HCO_3^-。故大量输血时（例如快速输入 3000～4000mL）可发生代谢性碱中毒。

3. 缺钾

各种原因引起的血清钾减少，可引起血浆 $NaHCO_3$ 增多而发生代谢性碱中毒。其机制有：①血清 K^+ 下降时，肾小管上皮细胞排 K^+ 相应减少而排 H^+ 增加，换回 Na^+、HCO_3^- 增加。此时的代谢性碱中毒，不像一般碱中毒时排碱性尿，它却排酸性尿，称为反常酸性尿。②血清钾下降时，由于离子交换，K^+ 移至细胞外以补充细胞外液的 K^+，而 H^+ 则进入细胞内以维持电中性，故导致代谢性碱中毒（此时细胞内却是酸中毒，当然细胞内冲物质可以缓冲进入细胞内的 H^+）。

4. 缺氯

由于 Cl^- 是肾小管中唯一的容易与 Na^+ 相继重吸收的阴离子，当原尿中 Cl^- 降低时，肾小管便加强 H^+、K^+ 的排出以换回 Na^+，HCO_3^- 的重吸收增加，从而生成 $NaHCO_3$。因此低氯血症时由于失 H^+、K^+ 而 $NaHCO_3$ 重吸收有增加，故能导致代谢性碱中毒。此时患者尿 Cl^- 是降低的。另外，前述之速尿及利尿酸能抑制髓袢升支粗段对 Cl^- 的主动重吸收从而造成缺 Cl^-。此时远端曲管加强排 H^+、K^+ 以换回到达远端曲管过多的 Na^+。故同样可导致代谢性碱中毒。此时患者尿 Cl^- 是升高的。

呕吐失去 HCl，就是失 Cl^-，血浆及尿中 Cl^- 下降，通过上述原尿中 Cl^- 降低机制促使代谢性碱中毒发生。

三、临床表现

轻者只表现为原发病症状。严重者呼吸浅而慢，神经肌肉兴奋性增高，常有面部及四肢肌肉抽动、手足搐搦、口周手足麻木，其原因可能是由于蛋白结合钙增加、游离钙减少，碱中毒致乙酰胆碱释放增多。血红蛋白对氧的亲和力增加，致组织缺氧，出现头昏、躁动、谵妄乃至昏迷。伴低钾时，可有软瘫。

四、诊断及鉴别诊断

根据病史和临床表现可初步做出诊断，血气分析可以确定诊断及其严重程度。失代偿时，血液 pH 值和 HCO_3^- 明显增高，PCO_2 正常；部分代偿时，血液 pH 值、HCO_3^- 和 PCO_2 均有一定程度的增高。

鉴别低氯性碱中毒和对氯无反应的碱中毒。前者见于各种血容量不足、失钾、失氯引起的碱中毒，尿氯 < 10mmol/L，补给生理盐水后碱中毒可以纠正。后者见于醛固酮增多的内分泌疾病，尿氯 > 20mmol/L，补给含氯溶液后无助于矫正碱中毒。

五、治疗

（1）积极防治引起代谢性碱中毒的原发病，消除病因。

（2）纠正低血钾症或低氯血症，如补充 KCl、NaCl、CaCl、NHCl 等。其中 NHCl 既能纠正碱中毒也能补充 Cl^-，不过肝功能障碍患者不宜使用，因 NHCl 需经肝代谢。

（3）纠正碱中毒：轻度碱中毒可使用等渗盐水静脉滴注即可收效，盐水中 Cl^- 含量高于血清中 Cl^- 含量约 1/3，故能纠正低氯性碱中毒。重症碱中毒患者可给予一定量酸性药物，如精氨酸、氯化铵等。

计算需补给的酸量可采用下列公式：需补给的酸量（mmol）=（测得的 SB 或 CO_2CP– 正常的 SB 或 CO_2CP）× 体重（kg）×0.2。

可使用碳酸肝酶抑制剂如乙酰唑胺以抑制肾小管上皮细胞中 H_2CO_3 的合成，从而减少 H^+ 的排出和 HCO^- 的重吸收。也可使用稀 HCl 以中和体液中过多的 $NaHCO_3$。大约是 1mEq 的酸可降低血浆 HCO_3^- 5mEq/L 左右。醛固酮拮抗剂可减少 H^+、K^+ 从肾脏排出，也有一定疗效。

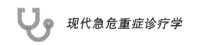

第四节　呼吸性碱中毒

一、定义

呼吸性碱中毒是以原发的 PCO_2 降低（ < 4.67kPa ）和 pH 值增高（ > 7.45 ）为特征的低碳酸血症。

二、病因

（1）精神性过度通气：这是呼吸性碱中毒的常见原因，但一般均不严重。严重者可以有头晕、感觉异常，偶尔有搐搦。常见于癔病发作患者。

（2）代谢性过程异常：甲状腺功能亢进及发热等时，通气可明显增加超过了应排出的 CO_2 量。可导致呼吸性碱中毒，但一般也不严重。但都说明通气量并非单单取决于体液中 H^+ 和 PCO_2，也与代谢强度和需氧情况有关。此时的通气过度可能是肺血流量增多通过反射性反应引起的。

（3）乏氧性缺氧：乏氧性缺氧时的通气过度是对乏氧的代偿，但同时可以造成 CO_2 排出过多而发生呼吸性碱中毒。常见于进入高原、高山或高空的人；胸廓及肺病变如肺炎、肺栓塞、气胸、肺淤血等引起胸廓、肺血管或肺组织传入神经受刺激而反射性通气增加的患者；此外，有些先天性心脏病患者，由于右至左分流增加而导致低张性低氧血症也能出现过度通气。这些均引起血浆 H_2CO_3 下降而出现呼吸性碱中毒。

（4）中枢神经系统疾患：脑炎、脑膜炎、脑肿瘤、脑血管意外及颅脑损伤患者中有的呼吸中枢受到刺激而兴奋，出现通气过度。

（5）水杨酸中毒：水杨酸能直接刺激呼吸中枢使其兴奋性升高，对正常刺激的敏感性也升高。因而出现过度通气。

（6）革兰氏阴性杆菌败血症：革兰氏阴性杆菌进入血路而繁殖的患者，在体温血压还没有发生变化时即可出现明显的通气过度。PCO_2 有低至 17mmHg 者。

此变化非常有助于诊断。其机制尚不清楚，因为动物实验中未能成功复制此一现象。

（7）人工呼吸过度。

（8）肝硬化：肝硬化有腹水及血 NH_3 升高者可出现过度通气。可能系 NH3 对呼吸中枢的刺激作用引起的。当然，腹水上抬横膈也有刺激呼吸的作用，但是非肝硬化的腹水患者却无过度通气的反应。

（9）代谢性酸中毒突然被纠正：例如使用 $NaHCO_3$ 纠正代谢性酸中毒，细胞外液 HCO_3^- 浓度迅速升至正常，但通过血脑浆屏障很慢（12～24 小时），此时脑内仍为代谢性酸中毒，故过度通气仍持续存在。这就造成 H_2CO_3 过低的呼吸性碱中毒。

（10）妊娠：有中等程度的通气增加，它超过 CO_2 产量，目前认为系黄体酮对呼吸中枢的刺激作用，一些合成的黄体酮制剂也有此作用。妊娠反应期因呕吐、饮食不足可发生酮症酸中毒，妊娠反应期过后则可发生呼吸性碱中毒，有时引起手足搐搦。

三、临床表现

（1）手、足、面部特别是口周麻木并有针刺样感觉。

（2）胸闷、胸痛、头昏、恐惧，甚至四肢抽搐。

（3）呼吸浅而慢。

（4）呼吸性碱中毒发生 6 小时以内者，肾脏尚显示出明显代偿功能时，称为急性呼吸性碱中毒，动脉血 PCO_2 降低，AB 血液 PH 值可能在正常范围内，如 PCO_2 在 4.3kPa 以下，则血液 pH 值高于 7.43。

呼吸性碱中毒发生 6～18 小时后，肾脏已显出代偿功能时，称为持续性呼吸性碱中毒，或称为慢性呼吸性碱中毒，此时动脉血 PCO_2 虽然仍低，但多半已得到完全代偿，pH 值多处于正常范围。

四、诊断

（一）病史

注意询问有无呼吸活动增强及造成呼吸活动增强的可能原因，注意区分是原发还是继发，其发病是急性还是慢性，急性的发病变化快，机体的代偿来不及充分动员，其变化的特点和规律与慢性发病有很大的差异。

（二）体格检查

通气过度的患者多有明显的呼吸困难，并以急促的呼吸不伴明显发组为特点，呼吸性碱中毒时由于中枢和末梢神经系统应激性增高可引起一系列症状表现，包括头晕、四肢和口周围区域感觉异常、肌肉痉挛和手足抽搐等，可有胸部闷胀或疼痛，此外，还可出现各种室上性及室性心律失常，呼吸性碱中毒可引起脑血流减少，脑血流减少也是神经系统功能异常的原因之一，实验报道 PCO_2 下降 2.6kPa（20mmHg）时，脑血流量可减少 35% ～ 40%，神经系统功能的异常主要发生在急性呼吸性碱中毒，而慢性呼吸性碱中毒时很少发生。

（三）实验室检查

血气分析能快速准确地判定血 pH，PCO_2 AB 和 SBBB 和 BE，有助于呼吸性碱中毒的诊断，在严重的呼吸性碱中毒患者可出现血浆磷酸盐明显降低，正常人血浆磷酸盐为 2.5 ～ 4.5mg/dL，严重呼吸性碱中毒患者可减少至 0.5 ～ 1.5mg/dL，这可能是细胞碱中毒使糖原分解增强，葡萄糖 6- 磷酸盐和 1，6- 二磷酸果糖等磷酸化合物生成增加，由于磷的消耗致使细胞外液中的磷进入细胞内，此低磷会引起何种后果，目前尚未了解，一般无任何症状也无需特殊治疗，般急性呼吸性碱中毒的患者，当 PCO_2 降低至 3.33 ～ 4.4kPa（25 ～ 30mmHg）以下时，脑脊液 pH 升高，而慢性呼吸性碱中毒时脑内的 pH 很少升高。

五、治疗

（1）积极防治原发病。

（2）降低患者的通气过度，如精神性通气过度可用镇静剂。

（3）为提高血液 PCO_2 可用纸袋或长筒袋罩住口鼻，以增加呼吸道无效腔，减少 CO_2 的呼出和丧失。也可吸入含 5%CO_2 的氧气，达到对症治疗的作用。

（4）手足搐搦者可静脉适量补给钙剂以增加血浆 Ca^{2+}（缓注 10% 葡萄糖酸钙 10mL）。

第五节 混合性酸碱平衡紊乱

同一患者有两种或三种单纯型酸碱平衡紊乱同时存在。混合性酸碱平衡紊乱可以有不同的组合形式，通常把两种酸中毒或两种碱中毒合并存在，使 pH 向同一方向移动的情况称为酸碱一致型或相加性酸碱平衡紊乱。如果是一个酸中毒与一种碱中毒合并存在，使 pH 向相反的方向移动时，称为酸碱混合型或相消性酸碱平衡紊乱。

混合性酸碱平衡紊乱可以有不同的组合形式，通常把两种酸中毒或两种碱中毒合并存在，使 pH 向同一方向移动的情况称为酸碱一致型或相加性酸碱平衡紊乱。如果是一个酸中毒与一种碱中毒合并存在，使 pH 向相反的方向移动时，称为酸碱混合型或相消性酸碱平衡紊乱。

一、酸碱一致型呼吸性酸中毒合并代谢性酸中毒（表 3-1）

表 3-1　呼吸性酸中毒合并代谢性酸中毒的原因和特点

原因	表现
呼吸心搏骤停 慢性阻塞性肺疾患并发心力衰竭或休克 糖尿病酮症酸中毒合并肺部感染引起呼吸衰竭	pH 下降显著 $PaCO_2$ 升高 血浆 HCO_3^- 降低，AG 增大，血 K^+ 浓度升高

二、呼吸性碱中毒合并代谢性碱中毒（表 3-2）

表 3-2　呼吸性碱中毒合并代谢性碱中毒的原因和特点

原因	表现
高热合并呕吐 肝硬化应用利尿剂治疗 糖尿病酮症酸中毒合并肺部感染引起呼吸衰竭	pH 明显升高 $PaCO_2$ 降低 血浆 HCO_3^- 升高，血 K^+ 浓度降低

三、酸碱混合型

（一）呼吸性酸中毒合并代谢性碱中毒（表 3-3）

表 3-3 呼吸性酸中毒合并代谢性碱中毒的原因和特点

原因	表现
慢性阻塞性肺疾患应用利尿剂	pH 不变，或略升高、降低
慢性阻塞性肺疾患合并呕吐	$PaCO_2$ 升高
糖尿病酮症酸中毒合并肺部感染引起呼吸衰竭	血浆 HCO_3^- 升高

（二）呼吸性碱中毒合并代谢性酸中毒（表 3-4）

表 3-4 呼吸性碱中毒合并代谢性酸中毒的原因和特点

原因	表现
肾衰竭合并感染	pH 不变，或略升高、降低
肝功能衰竭合并感染	$PaCO_2$ 明显降低
水杨酸中毒	血浆 HCO_3^- 明显降低

（三）代谢性酸中毒合并代谢性碱中毒（表 3-5）

表 3-5 代谢性酸中毒合并代谢性碱中毒的原因和特点

原因	表现
肾衰竭出现频繁呕吐	pH 变化不定
剧烈呕吐伴有严重腹泻	$PaCO_2$ 变化不定，血浆 HCO_3^- 变化不定

但是，在同一患者体内不可能同时发生 CO_2 过多又过少，故呼吸性酸中毒和呼吸性碱中毒不会同时发生。此外，在某些患者还可能发生：①呼吸性酸中毒合并代谢性酸中毒和代谢性碱中毒；②呼吸性碱中毒合并代谢性酸中毒和代谢性碱中毒的三重性酸碱平衡紊乱，使患者的病理生理变化更为复杂。

需要指出的是，无论是单纯性或是混合性酸碱平衡紊乱，都不是一成不变的，随着疾病的发展，治疗措施的影响，原有的酸碱失衡可被纠正，也可能转变或合并其他类型的酸碱平衡紊乱。因此，在诊断和治疗酸碱平衡紊乱时，一定要密切结合患者的病史，观测血 pH、$PaCO_2$ 及 HCO_3^- 的动态变化，综合分析病情，及时做出正确诊断和适当治疗。治疗包括：①积极治疗原发病，保持呼吸道通畅，必要时给以人工辅助通气，使 pH 正常。②对高 AG 型代谢性酸中毒，以纠正缺氧、控制感染和改善循环为主；经机械通气改善肺氧合功能后，代谢性酸中毒亦可减轻或纠正，仅少数患者需补碱性药物。③碱性药物应在保证通气的前提下使用。pH 值明显低下时应立即用碱性药物。

第四章　消化系统急危重症

第一节　急性上消化道出血

一、病因及发病机制

上消化道出血是指屈氏韧带以上的消化道，包括食管、胃、十二指肠、胆管及胰管的出血，胃空肠吻合术后的空肠上段出血也包括在内。大量出血是指短时间内出血量超过 1000mL 或达血容量 20% 的出血。

上消化道出血为临床常见急症，以呕血、黑便为主要症状，常伴有血容量不足的临床表现。

（一）病因

上消化道疾病和全身性疾病均可引起上消化道出血，临床上最常见的病因是消化性溃疡、食管胃底静脉曲张破裂、急性胃黏膜损害及胃癌。糜烂性食管炎、食管贲门黏膜撕裂综合征引起的出血也不少见。其他原因见表 4-1。

表 4-1　上消化道出血的常见病因

食管疾病	食管静脉曲张、食管贲门黏膜撕裂症（Mallory-Weiss 综合征）、糜烂性食管炎、食管癌
胃部疾病	胃溃疡、急性胃黏膜损害、胃底静脉曲张、门脉高压性胃黏膜损害、胃癌、胃息肉

续表

十二指肠疾病	溃疡、十二指肠炎、憩室
邻近器官疾病	胆管出血（胆石症、肝胆肿瘤等）、胰腺疾病（假性囊肿、胰腺癌等）、主动脉瘤破裂入上消化道
全身性疾病	血液病（白血病、血小板减少性紫癜等）、尿毒症、血管性疾病（遗传性出血性毛细血管扩张症等）

（二）诊断

1.临床表现特点

（1）呕血与黑便：是上消化道出血的直接证据。幽门以上出血且出血量大者常表现为呕血。呕出鲜红色血液或血块则表明出血量大、速度快，血液在胃内停留时间短。若出血速度较慢，血液在胃内经胃酸作用后变性，则呕吐物可呈咖啡样。幽门以下出血表现为黑便，但如出血量大而迅速，幽门以下出血也可以反流到胃腔而引起恶心、呕吐，表现为呕血。黑便的颜色取决于出血的速度与肠道蠕动的快慢。粪便在肠道内停留的时间短，可排出暗红色的粪便。反之，空肠、回肠，甚至右半结肠出血，如在肠道中停留时间长，也可表现为黑便。

（2）失血性外周循环衰竭：急性外周循环衰竭是急性失血的后果，其程度的轻重与出血量及速度有关。少量出血可因机体的代偿机制而不出现临床症状。中等量以上出血常表现为头晕、心悸、口渴、冷汗、烦躁及昏厥。体检可出现面色苍白、皮肤湿冷、心率加快、血压下降。大量出血者可在黑便排出前出现晕厥与休克，应与其他原因引起的休克鉴别。老年人大量出血可引起心、脑方面的并发症，应引起重视。

（3）氮质血症：上消化道出血后常出现血中尿素氮浓度升高，24～28h达高峰，一般不超过14.3mmol/L（40mg/dL），3～4d降至正常水平。若出血前肾功能正常，出血后尿素氮浓度持续升高或下降后又再升高，应警惕继续出血或止血后再出血的可能。

（4）发热：上消化道出血后，多数患者在24h内出现低热，但一般不超过38℃，持续3～5d降至正常。引起发热的原因尚不清楚，可能与出血后循环血容量减少，周围循环障碍，导致体温调节中枢的功能紊乱，再加以贫血的影响等因素有关。

2.实验室及其他辅助检查特点

（1）血常规：红细胞及血红蛋白在急性出血后 3 ～ 4h 开始下降，血细胞比容也下降。白细胞稍有反应性升高。

（2）隐血试验：呕吐物或黑便隐血反应呈强阳性。

（3）血尿素氮：出血后数小时内开始升高，24 ～ 28h 内达高峰，3 ～ 4d 降至正常。

3.诊断与鉴别诊断

根据呕血、黑便和血容量不足的临床表现，以及呕吐物、黑便隐血反应呈强阳性，红细胞计数和血红蛋白浓度下降的实验室证据，可做出消化道出血的诊断。下面几点在临床工作中值得注意。

（1）上消化道出血的早期识别：呕血及黑便是上消化道出血的特征性表现，但应注意部分患者在呕血及黑便前即出现急性周围循环衰竭的征象，应与其他原因引起的休克或内出血鉴别。及时进行直肠指检可较早发现尚未排出体外的血液，有助于早期诊断。

呕血和黑便应和鼻出血、拔牙或扁桃体切除术后吞下血液鉴别，通过询问发病过程与手术史不难加以排除。进食动物血液、口服铁剂、铋剂及某些中药，也可引起黑色粪便，但均无血容量不足的表现与红细胞、血红蛋白降低的证据，可以借此加以区别。呕血有时尚需与咯血鉴别，支持咯血的要点有：①患者有肺结核、支气管扩张、肺癌、二尖瓣狭窄等病史；②出血方式为咯出，咯出物呈鲜红色，有气泡与痰液，呈碱性；③咯血前有咳嗽、喉痒、胸闷、气促等呼吸道症状；④咯血后通常不伴黑便，但仍有血丝痰；⑤胸部 X 线片通常可发现肺部病灶。

（2）出血严重程度的估计：由于出血大部分积存于胃肠道，单凭呕出或排出量估计实际出血量是不准确的。根据临床实践经验，下列指标有助于估计出血量。出血量每日超过 5mL 时，粪便隐血试验则可呈阳性；当出血量超过 60mL，可表现为黑便；呕血则表示出血量较大或出血速度快。若出血量在 500mL 以内，由于周围血管及内脏血管的代偿性收缩，可使重要器官获得足够的血液供应，因而症状轻微或者不引起症状。若出血量超过 500mL，可出现全身症状，如头晕、心悸、乏力、出冷汗等。若短时间内出血量＞1000mL，或达全身血容量的 20%时，可出现循环衰竭表现，如四肢厥冷、少尿、晕厥等，此时收缩压可＜ 12.0kPa

（90mmHg）或较基础血压下降 25%，心率＞120 次 / 分，血红蛋白＜70g/L。事实上，当患者体位改变时出现血压下降及心率加快，说明患者血容量明显不足、出血量较大。因此，仔细测量患者卧位与直立位的血压与心率，对估计出血量很有帮助。另外应注意到，不同年龄与体质的患者对出血后血容量不足的代偿功能相差很大，因而相同出血量在不同患者引起的症状也有很大差别。

（3）出血是否停止的判断：上消化道出血经过恰当的治疗，可于短时间内停止出血。但由于肠道内积血需经数日（约 3d）才能排尽，因此不能以黑便作为判断继续出血的指征。临床上出现以下情况应考虑继续出血的可能：①反复呕血，或黑便次数增多，粪质转为稀烂或暗红；②周围循环衰竭经积极补液输血后未见明显改善；③红细胞计数、血红蛋白测定与血细胞比容继续下降，网织红细胞持续增高；④在补液与尿量足够的情况下，血尿素氮持续或再次增高。

一般来讲，一次出血后 48h 以上未再出血，再出血的可能性较小。而过去有多次出血史，本次出血量大或伴呕血，24h 内反复大出血，出血原因为食管胃底静脉曲张破裂、有高血压病史，或有明显动脉硬化者，再出血的可能性较大。

（4）出血的病因诊断：过去病史、症状与体征可为出血的病因诊断提供重要线索，但确诊出血原因与部位需靠器械检查。①内镜检查。这是诊断上消化道出血最常用与准确的方法。出血后 24～48h 内的紧急内镜检查价值更大，可发现十二指肠降部以上的出血灶，尤其对急性胃黏膜损害的诊断更具意义，因为该类损害可在几日内愈合而不留下痕迹。有报道，紧急内镜检查可发现约 90% 的出血原因。在紧急内镜检查前需先补充血容量，纠正休克。一般认为患者收缩压＞12.0kPa（90mmHg）、心率＜110 次 / 分、血红蛋白浓度≥70g/L 时，进行内镜检查较为安全。若有活动性出血，内镜检查前应先插鼻胃管，抽吸胃内积血，并用生理盐水灌洗至抽吸物清亮，然后拔管行胃镜检查，以免积血影响观察。②X 线钡餐检查。上消化道出血患者何时行钡餐检查较合适，各家有争论。早期活动性出血期间胃内积血或血块影响观察，且患者处于危急状态，需要进行输血、补液等抢救措施而难以配合检查。早期行 X 线钡餐检查还有引起再出血之虞，因此目前主张 X 线钡餐检查最好在出血停止和病情稳定数日后进行。③选择性腹腔动脉造影。若上述检查未能发现出血部位与原因，可行选择性肠系膜上动脉造影。若有活动性出血，且出血速度＞0.5mL/min 时，可发现出血病灶。可同时行栓塞治疗而达到止血的目的。④胶囊内镜。其用于常规胃、肠镜检查无法找到出血灶的原因未明消化道出血患者，是近年来主要用于小肠疾病检查的新技术。国内外已有较多胶囊内镜用于不明原因消化道出血检查的报道，病灶检出率为 50% ～ 75%，显性出血者病变检出率高于隐性出血者。胶囊内镜检查的优点是无创、患者容易接受，可提示活动性出血的部位。缺点是胶囊内镜不能操控，对病灶的暴露有时不理想，也不能取病理活检。⑤小肠镜。推进式小肠镜可窥见 Treitz 韧带远端约 100cm 的空肠，对不明原因消化道出血的病因诊断率可达 40% ～ 65%。该检查需用专用外套管，患者较痛苦，有一定的并发症发生率。近年应用于临床的双气囊小肠镜可检查全小肠，大大提高了不明原因消化道出血的病因诊断率。据国内外报道，双气囊全小肠镜对不明原因消化道出血的病因诊断成功率在 60% ～ 77%。双气囊全小肠镜的优势在于能够对可疑病灶进行仔细观察、取活检，且可在内镜下进行止血治疗，如氩离子凝固术、注射止血术或息肉切除术等。对原因未明的消化道出血患者有条件的医院应尽早行全小肠镜检查。⑥放射性核素 9mTc 标记红细胞扫描。注射 9mTc 标记红细胞后，连续扫描 10 ～ 60min，如发现腹腔内异常放射性浓聚区则视为阳性。可依据放射性浓聚区所在部位及其在胃肠道的移动来判断消化道出血的可能部位，适用于怀疑小肠出血的患者，也可作为选择性腹腔动脉造影的初筛方法，为选择性动脉造影提供依据。

（三）治疗

上消化道出血病情急，变化快，严重时可危及患者生命，应采取积极措施进行抢救。这里叙述各种病因引起的上消化道出血的治疗的共同原则，其不同点在随后各节中分别叙述。

1. 抗休克

上消化道出血的初步诊断一经确立，则抗休克、迅速补充血容量应放在一切医疗措施的首位，不应忙于进行各种检查。可选用生理盐水、林格液、右旋糖酐或其他血浆代用品。出血量较大者，特别是出现循环衰竭者，应尽快输入足量同型浓缩红细胞或全血。出现下列情况时有紧急输血指征：①患者改变体位时出现晕厥；②收缩压＜ 12.0kPa（90mmHg）；③血红蛋白浓度＜ 70g/L。对于肝硬化食管胃底静脉曲张破裂出血者应尽量输入新鲜血，且输血量适中，以免门静脉压力增高导致再出血。

2. 迅速提高胃内酸碱度（pH）

当胃内 pH 值提高至 5 时，胃内胃蛋白酶原的激活明显减少，活性降低。而 pH 值升高至 7 时，则胃内的消化酶活性基本消失，对出血部位凝血块的消化作用消失，起到协助止血的作用。自身消化作用的减弱或消失，对溃疡或破损部位的修复也起促进作用，有利于出血病灶的愈合。

3. 止血

根据不同的病因与具体情况，因地制宜选用最有效的止血措施。

4. 监护

为严密监测病情变化，患者应卧床休息，保持安静，保持呼吸道通畅，避免呕血时血阻塞呼吸道而引起窒息。严密监测患者的生命体征，如血压、脉搏、呼吸、尿量及神志变化。观察呕血及黑便情况，定期复查红细胞数、血红蛋白浓度、血细胞比容。必要时行中心静脉压测定。对老年患者应根据具体情况进行心电监护。

留置鼻胃管可根据抽吸物颜色监测胃内出血情况，也可通过胃管注入局部止血药物，有助于止血。

二、消化性溃疡出血

胃及十二指肠溃疡出血占全部上消化道出血病因的 50% 左右。

（一）诊断

（1）根据本病的慢性过程、周期性发作及节律性上腹痛，一般可做出初步诊断。出血前上腹部疼痛常加重，出血后可减轻或缓解。应注意约 15% 患者可无上腹痛病史，而以上消化道出血为首发症状。也有部分患者虽有上腹部疼痛症状，但规律性并不明显。

（2）胃镜检查常可发现溃疡灶。对无明显病史、诊断疑难或有助于治疗时，应争取行紧急胃镜检查。若有胃镜检查禁忌证或无条件行胃镜检查，可于出血停止后数日行 X 线钡餐检查。

（二）治疗

治疗原则与上述相同。一般少量出血经适当内科治疗后可于短期内止血，大量出血则应引起高度重视，宜采取综合治疗措施。

1. 饮食

目前不主张过分严格的禁食。若患者无呕血或明显活动性出血的征象，可给予流质饮食，并逐渐过渡到半流质饮食。但若患者有频繁呕血或解稀烂黑便，甚至暗红色血便，则主张暂时禁食，直至活动性出血停止才予进食。

2. 提高胃内 pH 的措施

主要措施是静脉内使用抑制胃酸分泌的药物。静脉使用质子泵抑制剂。如奥美拉唑首剂 80mg，然后以 40mg/12h 维持。国外有报道，首剂注射 80mg 后以 8mg/h 的速度持续静脉滴注，认为这样可稳定提高胃内 pH，提高止血效果。当活动性出血停止后，可改口服治疗。

3. 内镜下止血

内镜下止血是溃疡出血止血的首选方法，疗效肯定。常用方法包括注射疗法，在出血部位附近注射 1 : 10000 肾上腺素溶液，热凝固方法（电极、热探头、氩离子凝固术等）。目前主张首选热凝固疗法或联合治疗，即注射疗法加热凝固方法，或止血类加注射疗法。可根据条件及医师经验选用。

4. 手术治疗

经积极内科治疗仍有活动性出血者，应及时邀请外科医师会诊。手术治疗仍是消化性溃疡出血治疗的有效手段，其指征为：①严重出血经内科积极治疗仍不止血，血压难以维持正常，或血压虽已正常，但又再次大出血的；②以往曾有多次严重出血，间隔时间较短后又再次出血的；③合并幽门梗阻、穿孔，或疑有癌患者。

三、食管胃底静脉曲张破裂出血

为上消化道出血常见病因，出血量往往较大，病情凶险，病死率较高。

（一）诊断

（1）起病急，出血量往往较大，常有呕血。

（2）有慢性肝病史。若发现黄疸、蜘蛛痣、肝掌、腹壁静脉曲张、脾脏肿大、腹水等有助于诊断。

（3）实验室检查可发肝功能异常，特别是白 / 球蛋白比例倒置、凝血酶原时间延长、血清胆红素增高。血常规检查有红细胞、白细胞及血小板减少等脾功能亢进表现。

（4）胃镜检查或食管吞钡检查发现食管静脉曲张。

值得注意的是，有不少的肝硬化消化道出血原因不是食管胃底静脉曲张破裂出血所致，而是急性胃黏膜糜烂或消化性溃疡。急诊胃镜检查对出血原因部位的诊断具有重要意义。

（二）治疗

除按前述紧急治疗、输液及输血抗休克、使用抑制胃酸分泌药物外，下列方法可根据具体情况选用。1. 药物治疗

药物治疗是各种止血治疗措施的基础，在建立静脉通路后即可使用，为后续的各种治疗措施创造条件。

（1）生长抑素及其类似品：可降低门静脉压力。国内外临床试验表明，该类药物对控制食管胃底曲张静脉出血有效，止血有效率为 70% ～ 90%，与气囊压迫相似。目前供应临床使用的有 14 肽生长抑素，用法是首剂 250μg 静脉注射，继而 3mg 加入 5% 葡萄糖液 500mL 中，250μg/h 连续静脉滴注，连用 3 ～ 5d。因该药半减期短，若输液中断超过 3min，需追加 250μg 静脉注射，以维持有效的血药浓度。奥曲肽是一种合成的 8 肽生长抑素类似物，具有与 14 肽相似的生物学活性，半减期较长。其用法是奥曲肽首剂 100μg 静脉注射，继而 600μg，加入 5% 葡萄糖液 500mL 中，以 25 ～ 50μg/h 速度静脉滴注，连用 3 ～ 5d。生长抑素治疗食管静脉曲张破裂出血止血率与气囊压迫相似，其最大的优点是无明显的不良反应。在硬化治疗前使用有利于减少活动性出血，使视野清晰，便于治疗。硬化治疗后再静脉滴注一段时间可减少再出血的机会。

（2）血管加压素：作用机制是通过对内脏血管的收缩作用，减少门静脉血流量，降低门静脉及其侧支的压力，从而控制食管、胃底静脉曲张破裂出血。目前推荐的疗法是 0.2U/min，持续静脉滴注，视治疗反应，可逐渐增加剂量，至 0.4U/min。如出血得到控制，应继续用药 8 ～ 12h，然后停药。如果治疗 4 ～ 6h 后仍不能控制出血，或出血一度中止而后又复发，应及时改用其他疗法。由于血管加压素具有收缩全身血管的作用，其不良反应包括血压升高、心动过缓、心律失常、心绞痛、心肌梗死、缺血性腹痛等。

目前主张在使用血管加压素的同时使用硝酸甘油，以减少前者引起的全身不良反应，取得良好效果，尤以有冠心病、高血压病史者效果更好。具体用法是在应用血管加压素后，舌下含服硝酸甘油 0.6mg，每 30 分钟 1 次。也有主张使用硝酸甘油 40 ～ 400μg/min 静脉滴注，根据患者血压调整剂量。

2.内镜治疗

（1）硬化栓塞疗法（EVS）：在有条件的医疗单位，EVS 为当今控制食管静脉曲张破裂出血的首选疗法。多数报道 EVS 紧急止血成功率超过 90%，EVS 治疗组出血致死率较其他疗法明显降低。

适应证：一般来说，不论什么原因引起的食管静脉曲张破裂出血，均可考虑行 EVS，下列情况下更是 EVS 的指征。①重度肝功能不全、储备功能低下如 ChildC 级、低血浆蛋白质、血清胆红素升高的病例；②合并有心、肺、脑、肾等重要器官疾病而不宜手术者；③合并有预后不良或无法切除之恶性肿瘤者，尤以肝癌为常见；④已行手术治疗而再度出血，不可再次手术治疗，而常规治疗无效者；经保守治疗（包括三腔二囊管压迫）无效者。

禁忌证：①有效血容量不足，血循环状态尚不稳定者；②正在不断大量呕血者，因为行 EVS 可造成呼吸道误吸，加上视野不清也无法进行治疗操作；③已濒临呼吸衰竭者，使用插管可加重呼吸困难，甚至呼吸停止；④肝性脑病或其他原因意识不清无法合作者；⑤严重心律失常或新近发生心肌梗死者；⑥出血倾向严重，虽然内科纠正治疗，但仍远未接近正常者；⑦长期用三腔二囊管压迫，可能造成较广泛的溃疡及坏死者，EVS 疗效常不满意。

硬化剂的选择：常用的硬化剂有下列几种：①乙氧硬化醇（AS）。主要成分为表面麻醉剂（polidocanol）与乙醇；AS 的特点是对组织损伤作用小，有较强的致组织纤维作用，黏度低，可用较细的注射针注入，是一种比较安全的硬化剂；AS 可用于血管旁与血管内注射，血管旁每点 2 ～ 3mL，每条静脉内 4 ～ 5mL，每次总量不超过 30mL；②乙醇胺油酸酯（EO）。以血管内注射为主，因可引起较明显的组织损害，每条静脉内不超过 5mL，血管旁每点不超过 3mL，每次总量不超过 20mL；③十四羟基硫酸钠（TSS）。据报道硬化作用较强，止血效果好，用于血管内注射；④纯乙醇。以血管内注射为主，每条静脉不超过 1mL，血管外每点不超过 0.6mL；⑤鱼肝油酸钠。以血管内注射为主，每条静脉 2 ～ 5mL，总量不超过 20mL。

术前准备：①补充血容量，纠正休克；②配血备用；③带静脉补液进入操作室；④注射针充分消毒，检查内镜、注射针、吸引器性能良好；⑤最好使用药物先控制出血，使视野清晰，便于选择注射点。

操作方法：按常规插入胃镜，观察曲张静脉情况，确定注射部位。在齿状线上 2 ～ 3cm 处穿刺出血征象和出血最明显的血管，注入适量（根据不同硬化剂决定注射量）硬化剂。每次可同时注射 1 ～ 3 条血管，但应在不同平面注射（相隔 3cm），以免引起术后吞咽困难。也有人同时在出血静脉或曲张最明显的静脉旁注射硬化剂，以达到直接压迫作用，继而化学性炎症、血管旁纤维结缔组织增生，使曲张静脉硬化。每次静脉注射完毕后退出注射针，用附在镜身弯曲部的止血气囊或直接用镜头压迫穿刺点 1min，以达到止血的目的。若有渗血，可局部喷洒凝血酶或 25% 孟氏液，仔细观察无活动性出血后出镜。

术后治疗：术后应继续卧床休息，密切注意出血情况，监测血压等生命指征，禁食 24h，补液，酌情使用抗生素，根据病情继续使用降低门静脉压力的药物（后述）。首次治疗止血成功后，应在 1 ～ 2 周后进行重复治疗，直至曲张静脉完全消失或只留白色硬索状血管，多数病例施行 3 ～ 5 次治疗后可达到此目的。

并发症：较常见的并发症有四种。①出血。在穿刺部位出现渗血或喷血，可在出血处再补注 1 ～ 2 针，可达到止血作用。②胸痛、胸腔积液和发热。可能与硬化剂引起曲张静脉周围炎症、管溃疡、纵隔炎、胸膜炎的发生有关；③食管溃疡和狭窄。④胃溃疡及出血性胃炎。可能与 EVS 后胃血流瘀滞加重、应激、从穿刺点溢出的硬化剂对胃黏膜的直接损害有关。

（2）食管静脉曲张套扎术（EVL）：适应证、禁忌证与 EVS 大致相同。其操作要点是在内镜直视下把曲张静脉用负压吸引入附加在内镜前端特制的内套管中，然后通过牵拉引线，使内套管沿外套管回缩，把原放置在内套管上的特制橡皮圈套入已被吸入内套管内的静脉上，阻断曲张静脉的血流，起到与硬化剂栓塞相同的效果。每次可套扎 5 ～ 10 个部位。和 EVS 相比，两者止血率相近，可达 90% 左右。其优点是 EVL 不引起注射部位出血和系统并发症，值得进一步推广。

3. 三腔二囊管

三腔二囊管压迫是传统的有效止血方法，其止血成功率在 44% ～ 90%，由于存在一定的并发症，目前大医院已较少使用。主要用于药物效果不佳，暂时无法进行内镜治疗者，也适用于基层单位不具备内镜治疗的技术或条件者。

（1）插管前准备：①向患者说明插管的必要性与重要性，取得其合作；②仔细检查三腔管各通道是否通畅，气囊充气后作水下检查有无漏气，同时测量气囊充气量，一般胃囊注气 200 ～ 300mL[用血压计测定内压，以 5.3 ～ 6.7kPa（40 ～ 50mmHg）为宜]，食管囊注气 150 ～ 200mL[压力以 4.0 ～ 5.3kPa（30 ～ 40mmHg）为宜]，同时要求注气后气囊膨胀均匀，大小、张力适中，并做好各管刻度标记；③插管时若患者能忍受，最好不用咽部麻醉剂，以保存喉头反射，防止吸入性肺炎。

（2）正确的气囊压迫：插管前先测知胃囊上端至管前端的距离，然后将气囊完全抽空，气囊与导管均外涂石蜡油，通过鼻孔或口腔缓缓插入。当至50 ～ 60cm 刻度时，套上 50mL 注射器从胃管做回抽。如抽出血性液体，表示已到达胃腔，并有活动性出血。先将胃内积血抽空，用生理盐水冲洗。然后用注射器注气，将胃气囊充气 200 ～ 300mL，再将管轻轻提拉，直到感到管子有弹性阻力时，表示胃气囊已压于胃底贲门部，此时可用宽胶布将管子固定于上唇一侧，并用滑车加重量 500g（如 500mL 生理盐水瓶加水 250mL）牵引止血。定时抽吸胃管，若不再抽出血性液体，说明压迫有效，此时可继续观察，不用再向食管囊注气。否则应向食管囊充气 150 ～ 200mL，使压力维持在 4.0 ～ 5.3kPa（30 ～ 40mmHg），压迫出血的食管曲张静脉。

（3）气囊压迫时间：第一个 24h 可持续压迫，定时监测气囊压力，及时补充气体。每 1 ～ 2h 从胃管抽吸胃内容物，观察出血情况，并可同时监测胃内 pH 值。压迫 24h 后每间隔 6h 放气 1 次，放气前宜让患者吞入石蜡油 15mL，润滑食管黏膜，以防止囊壁与黏膜黏附。先解除牵拉的重力，抽出食管囊气体，再放胃囊气体，也有人主张可不放胃囊气体，只需把三腔管向胃腔内推入少许则可解除胃底黏膜压迫。每次放气观察 15 ～ 30min 后再注气压迫。间歇放气的目的在于改善局部血循环，避免发生黏膜坏死糜烂。出血停止 24h 后可完全放气，但仍将三腔管保留于胃内，再观察 24h，如仍无再出血方可拔出。一般三腔二囊管放置时间以不超过 72h 为宜，也有报告长达 7d 而未见黏膜糜烂者。

（4）拔管前后注意事项：拔管前先给患者服用石蜡油 15 ～ 30mL，然后抽空2 个气囊中的气体，慢慢拔出三腔二囊管。拔管后仍需禁食 1d，然后给予温流质饮食，视具体情况再逐渐过渡到半流质饮食和软食。

三腔二囊管如使用不当，可出现以下并发症：①曲张静脉糜烂破裂；②气囊脱出阻塞呼吸道引起窒息；③胃气囊进入食管导致食管破裂；④食管和（或）胃底黏膜因受压发生糜烂；⑤呕吐反流引起吸入性肺炎；⑥气囊漏气使止血失败，若不注意观察可继续出血引起休克。4.经皮经颈静脉肝穿刺肝内门体分流术（TIPS）TIPS是影像学X线监视下的介入治疗技术。通过颈静脉插管到达肝静脉，用特制穿刺针穿过肝实质，进入门静脉。放置导线后反复扩张，最后在这个人工隧道内置入1个可扩张的金属支架，建立人工瘘管，实施门体分流，降低门静脉压力，达到治疗食管胃底曲张静脉破裂出血的目的。TIPS要求有相当的设备与技术，费用昂贵，推广普及尚有困难。

5.手术治疗

大出血时有效循环血量骤降，肝供血量减少，可导致肝功能进一步恶化，患者对手术的耐受性低，急症分流术死亡率达15%～30%，断流术死亡率达7.7%～43.3%。因此，在大出血期间应尽量采用各种非手术治疗，若不能止血才考虑行外科手术治疗。急症手术原则上采取并发症少、止血效果确切及简易的方法，如食管胃底曲张静脉缝扎术、门－奇静脉断流术等。待出血控制后再行择期手术，如远端脾－肾静脉分流术等，以解决门静脉高压问题，预防再出血。

四、其他原因引起的上消化道出血

（一）急性胃黏膜损害

本病是以一组胃黏膜糜烂或急性溃疡为特征的急性胃黏膜表浅性损害，常引起急性出血。主要包括急性出血性糜烂性胃炎和应激性溃疡，是上消化道出血的常见病因。

1.病因

（1）服用非甾体类抗炎药（阿司匹林、吲哚美辛等）。

（2）喝大量烈性酒。

（3）应激状态（大面积烧伤、严重创伤、脑血管意外、休克、败血症、心肺功能不全等）。

2.诊断

（1）具备上述病因之一者。

（2）出血后 24 ～ 48h 内急诊胃镜检查发现胃黏膜（以胃体为主）多发性糜烂或急性浅表小溃疡；有时可见活动性出血。

3. 治疗

本病以内科治疗为主。一般急救措施及补充血容量、抗休克与前述相同。本病的治疗要点如下。

（1）迅速提高胃内 pH 值，以减少 H^+ 反弥散，降低胃蛋白酶活力，防止胃黏膜自身消化，帮助凝血。可选用质子泵抑制剂如奥美拉唑或泮托拉唑，具体用法见"消化性溃疡出血"。

（2）内镜下直视止血：包括出血部位的注射疗法、电凝止血或局部喷洒止血药（凝血酶或去甲肾上腺素溶液等）。

（3）手术治疗：应慎重考虑，因本病病变范围广泛，加上手术本身也是一种应激。对经内科积极治疗无效、出血量大者可考虑手术治疗。

（二）胃癌出血

胃癌一般为持续小量出血，急性大量出血者占 20% ～ 25%，对中年以上男性患者，近期内出现上腹部疼痛或原有疼痛规律消失、食欲下降、消瘦、贫血程度与出血量不符的，应警惕胃癌出血的可能。内镜、活检或 X 线钡餐检查可明确诊断。治疗方法是补充血容量后及早手术治疗。

（三）食管贲门黏膜撕裂综合征

由于剧烈干呕、呕吐或可致腹腔内压力骤增，造成食管贲门部黏膜及黏膜下层撕裂并出血。此为上消化道出血的常见病因之一，约占上消化道出血病因的 10%，部分患者可致严重大出血。急诊内镜检查是确诊的最重要方法，镜下可见纵向撕裂，长 3 ～ 20mm，宽 2 ～ 3mm，大多为单个裂伤，以右侧壁最多，左侧壁次之，可见到病灶渗血或有血痂附着。

治疗上除按一般上消化道出血原则治疗外，可在内镜下使用钛夹、电凝、注射疗法等。使用抑制胃酸分泌药物可减少胃酸反流，促进止血与损伤组织的修复。

（四）胆管出血

本病是指胆管或流入胆管的出血，可分为肝内型和肝外型出血。肝内型出血多为肝外伤、肝脏活检、经皮肝穿刺胆管造影术（PTC）、感染和中毒后肝坏死、血管瘤、恶性肿瘤、肝动脉栓塞等病因所致。肝外型出血多为胆结石、胆管蛔虫、胆管感染、胆管肿瘤、经内镜胆管逆行造影下十二指肠乳头括约肌切开术后、T管引流等引起。

1. 诊断

（1）有上述致病因素存在，临床上出现三大症状：消化道出血、胆绞痛及黄疸。

（2）经内镜检查未发现食管和胃内的出血病变，而十二指肠乳头部有血液或血块排出，即可确认胆管出血。必要时可行经内镜逆行性胰胆管造影术（ERCP）、PTC、选择性动脉造影、腹部探查中的胆管造影、术中胆管镜直视检查等，均有助于确诊。

2. 治疗

首先要查明原发疾病，只有原发病查明后才能制订正确的治疗方案。轻度的胆管出血，一般可用保守疗法止血，急性胆管大出血则应及时手术治疗。除按上述一般紧急治疗、输液及输血、止血药物使用外，以下措施应着重进行。

（1）病因治疗。①控制感染：由于肝内或胆管内化脓性感染所引起的出血，控制感染至关重要，可选用肝胆管系统内浓度较高的抗生素，如头孢菌素类、喹诺酮类等抗生素静脉滴注，可联合两种以上抗生素。②驱蛔治疗：由胆管蛔虫引起者，主要措施是驱蛔、防治感染、解痉镇痛。在内镜直视下钳取嵌顿在壶腹内的蛔虫是一种有效措施。

（2）手术治疗：有下列情况可考虑手术治疗。①持续胆管大出血，经各种治疗仍血压不稳，休克未能有效控制者。②反复的胆管出血，经内科积极治疗无效者。③肝内或肝外有需要外科手术治疗的病变存在者。

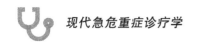

第二节 消化性溃疡急性发作

消化性溃疡泛指胃肠道黏膜在某种情况下被胃消化液消化所致的溃疡，可发生于食管、胃及十二指肠，也可发生于胃 – 空肠吻合口以上，以及含胃黏膜的 Meckel 憩室内。因为胃溃疡和十二指肠溃疡最常见，故一般所谓的消化性溃疡，是指胃溃疡（GU）和十二指肠溃疡（DU）。

一、病因及发病机制

消化性溃疡的发生是一种或多种有害因素对黏膜的破坏超过了黏膜抵御损伤和自我修复能力所引起的综合结果。本病的病因和发病机制目前尚未完全阐明。1910 年，施瓦茨（Schwartz）首次提出"无酸无溃疡"的概念，这是对消化性溃疡的病因认识的起点，也是治疗消化性溃疡的理论基础之一。1983 年，马歇尔（Marshall）和沃伦（warren）从人体胃黏膜火箭标本中找到了幽门螺杆菌（Hp），进而认为 Hp 与消化性溃疡有密切的关系。

（一）胃酸和胃蛋白酶

胃酸和胃蛋白酶自身消化是形成消化性溃疡的原因之一。胃酸的存在是溃疡发生的决定因素之一。胃酸分泌受神经体液调节，是经过不同步骤产生质子泵泌酸的一个共同环节。引起胃酸分泌的因素有：①壁细胞数量增多；②壁细胞对刺激物质的敏感性增强；③胃酸分泌正常反馈抑制机制的缺陷；④迷走神经张力增高。

（二）幽门螺杆菌

大量研究证实 Hp 感染是引起胃溃疡发作的重要原因。十二指肠溃疡患者 Hp 感染率高达 95% ～ 100%，胃溃疡为 70% 以上。Hp 感染导致消化性溃疡的发生机制尚未完全阐明。目前有以下几种假设。

（1）Hp-促胃液素（胃泌素）-胃酸学说：Hp感染引起高胃泌素血症，机制包括两种。①Hp的尿素酶产生氨，局部的黏膜pH增高，破坏胃酸对G细胞释放促胃液素（胃泌素）反馈抑制作用；②Hp引起胃窦黏膜D细胞的数量减少，影响生长抑素的释放，减少促胃液素（胃泌素）的分泌，高促胃液素（胃泌素）刺激胃酸的分泌。

（2）屋漏顶学说：Hp感染损害了局部黏膜防御和修复。Hp的某些抗原成分与胃黏膜的某些细胞成分相似，导致胃黏膜细胞免疫原性损伤，胃黏膜的屏障功能减弱，如"漏雨的屋顶"，在胃酸作用下形成溃疡，给予抑酸治疗后，溃疡愈合，只能获得短期疗效。根除Hp后，溃疡不易复发。

（3）十二指肠胃上皮化生学说：十二指肠胃上皮化生是十二指肠对酸负荷的一种代偿发硬，Hp感染导致十二指肠炎症，黏膜屏障破坏，最终导致DU发生。

（三）非类固醇消炎药

常见的有阿司匹林、舒林酸、对乙酰氨基酚（扑热息痛）和保泰松等。这类药物通过直接局部作用和系统作用损伤黏膜。其是弱酸脂溶性药物，在胃酸环境下溶解成非离子状态，药物使黏膜的通透性增加，破坏黏液碳酸氢盐的屏障稳定性，干扰细胞的修复和重建。非甾体抗炎药（NSAID）进入血液循环后和血浆清蛋白结合，抑制环氧合酶-1（COX-1）活性，导致内源性的前列腺素的合成减少，削弱胃黏膜屏障对侵袭因子的防御能力。

（四）胃黏膜防御机制的障碍

正常的胃黏膜的防御机制包括黏膜屏障的完整性、丰富的黏膜血流、细胞更新、前列腺素、生长因子等。当外界的食物、理化因素和酸性胃液损伤上述屏障后，可导致溃疡的发生。

（五）胃十二指肠运动异常

胃排空加快，十二指肠的酸负荷增加，导致黏膜受损，诱发十二指肠溃疡，胃溃疡患者存在胃排空的延迟和十二指肠-胃反流，影响食糜的推进速度，刺激胃窦部G细胞分泌促胃液素（胃泌素），增加胃酸分泌。

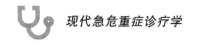

（六）遗传因素

消化性溃疡患者一级亲属中发病率明显高于对照组人群，单卵双生儿患相同溃疡病者占 50%，因此遗传特质可能是消化性溃疡的因素之一。

（七）环境因素

本病具有显著地理环境的差异和季节性，在美、英等国，十二指肠溃疡比胃溃疡多见，在日本则相反，秋冬和冬春之交是溃疡的好发季节。

（八）精神因素

心理因素可影响胃酸的分泌，例如愤怒使胃酸分泌增加，抑郁使胃酸分泌减少。

（九）与消化性溃疡相关的疾病

有些疾病的胃溃疡的发病率明显增高，密切相关的疾病有胃泌素瘤、系统性肥大细胞储积病、肝硬化、尿毒症、肾结石等。

二、临床表现及特征

（一）临床表现

本病的临床表现不一，多表现为中上腹部反复发作性节律性疼痛，少数患者无症状，或以出血穿孔等并发症为首发症状。

（1）疼痛部位：多数以中上腹部疼痛为主要症状。十二指肠溃疡的疼痛多位于中上腹部，或在脐上方；胃溃疡的疼痛多位于中上腹部偏高处，或剑突下、剑突下偏左处。胃或十二指肠后壁溃疡，特别是穿透性溃疡可放射至背部。

（2）疼痛的程度和性质：多呈隐痛、钝痛、刺痛、灼痛或饥饿样疼痛，一般可以耐受，剧烈疼痛提示溃疡穿透或者穿孔。

（3）疼痛的节律性：溃疡疼痛与饮食之间可有明显的关系。十二指肠溃疡的疼痛好发于两餐之间，持续到下次进食时，表现为"饥饿痛"，个别患者由于夜间胃酸偏高，可发生"夜间痛"。胃溃疡的疼痛发生不规则，常在餐后 1h 内发生，经 1～2h 缓解，下次进餐时再次出现。

（4）疼痛的周期性：反复发作是消化性溃疡的特征之一，尤以十二指肠溃疡更为突出。秋末至春初季节常见。

（5）影响因素：疼痛受精神刺激、过度劳累、饮食不慎、药物影响、气候变化时加重，休息、进食、服用制酸药、以手按压疼痛部位、呕吐等方法而减轻和缓解。

（二）体征

溃疡发作期，中上腹部可有局限性的压痛，程度不重，其压痛部位多与溃疡的位置基本一致，有消化道出血者可有贫血和营养不良的体征。

（三）辅助检查

1. 内镜检查

内镜检查是确诊消化性溃疡的主要方法，在内镜直视下可确定溃疡的部位、大小、形态、数目，结合活检组织病理检查，可以判断溃疡的良恶性及分期。日本内镜学会将消化性溃疡的内镜表现分为 3 期：活动期（A 期）、愈合期（H 期）、缓解期（S 期）。

2. X 线钡餐检查

钡剂填充溃疡的凹陷部分所造成的龛影是诊断溃疡的直接征象。正面观龛影呈圆形或者椭圆形，边缘整齐。四周皱襞呈放射状向壁龛集中，直达壁龛边缘。

3. Hp 检测

对消化性溃疡进行 Hp 检测已成为消化性溃疡的常规检查项目，但应该排除近期使用质子泵抑制剂、铋剂、胃黏膜保护剂和抗生素等药物造成的假阴性结果。

三、诊断及鉴别诊断

病史是诊断消化性溃疡的初步依据，根据本病具有的慢性病程，周期性发作、节律性中上腹部疼痛等症状，可做出初步诊断。内镜检查和 X 线钡餐检查是确诊手段。鉴别诊断如下。

（1）胃癌：两者的鉴别比较困难，除病史和报警症状外，主要依靠内镜活检组织病理学检查。

（2）功能性消化不良：患者常表现为上腹部疼痛、反酸、嗳气、胃灼热、上腹部饱胀不适等。内镜检查呈正常或仅为轻度的胃炎。

（3）慢性胆囊炎并胆结石：疼痛与进食油腻有关，位于右上腹部、并放射至背部，伴发热、黄疸的典型病例不难鉴别，不典型者可通过腹部超声或者 ERCP 鉴别。

（4）促胃液素（胃泌素）瘤：又称 Zollinger-Ellison 综合征，由于胰腺非 B 细胞瘤分泌大量的促胃液素（胃泌素），其肿瘤往往较小，生长慢，多为恶性。大量的促胃液素（胃泌素）可致胃酸的分泌量显著增高，引起顽固的多发的溃疡、异位溃疡，易发生出血、穿孔，多伴有腹泻和明显消瘦。胃液分析、血清促胃液素（胃泌素）检查和激发试验有助于对促胃液素（胃泌素）瘤的定性诊断。

四、急诊处理

本病的治疗应该采取综合性的措施，治疗目的在于缓解临床症状，促进溃疡愈合，防止溃疡复发，减少并发症。

（一）基本治疗

避免过度紧张和劳累，溃疡活动期应该卧床休息，少食多餐，戒烟酒，避免食用咖啡、浓茶、辛辣刺激性食物及损伤胃黏膜的药物。不过饱，防止胃窦部过度扩张而增加胃泌素的分泌，适当镇静，避免服用诱发溃疡的药物如 NSAIDs、利血平等，若必须使用，应同时服用黏膜保护剂和抑酸剂。

（二）抑酸治疗

常用的降低胃酸的药物如下。①碱性制酸药：能够中和胃酸，降低胃蛋白酶的活性，缓解疼痛，促进溃疡的愈合，包括碳酸氢钠、碳酸钙、氢氧化铝等。②H2 受体拮抗剂：选择性竞争结合 H2 受体，使胃酸的分泌减少，促进溃疡的愈合，现多选用不良反应小的二代药物雷尼替丁 20mg，2 次 / 天，维持量 20mg，1 次 / 天。一代药物西咪替丁因其不良反应较大而逐渐被淘汰。③质子泵抑制剂（PPI）：能减少任何通路引起的酸分泌，有奥美拉唑、兰索拉唑、泮托拉唑、雷贝拉唑等。

（三）保护胃黏膜治疗

（1）胶体铋：在酸性环境下，铋剂与溃疡表面的黏蛋白形成螯合剂，覆盖于胃黏膜上发挥作用；促进胃上皮细胞分泌黏液，抑制胃蛋白酶的活性；促进前列腺素的分泌，对胃黏膜是保护作用；干扰 Hp 的代谢，使菌体和黏膜上皮失去黏附作用；有杀灭 Hp 的作用。

（2）硫糖铝：在酸性胃液中，易凝聚成糊状黏稠物，附于黏膜表面，阻止蛋白酶侵袭溃疡面，有利于黏膜上皮细胞的再生和阻止氢离子的向黏膜内弥散，促进溃疡愈合。宜在饭前 1h 口服，每次 1g，3 次 / 天，连服 4～6 周为一个疗程。

（3）前列腺素：米索前列醇能够抑制胃酸的分泌，增加胃十二指肠黏液 – 碳酸氢盐分泌，增加黏膜的供血量，加强胃黏膜的防护能力，使黏膜免受伤害，加快黏膜的修复。

（四）根除 Hp 治疗

临床上常用的一线方案是质子泵抑制剂或铋剂加两种抗生素，为减少耐药的发生，也可选用铋剂加质子泵抑制剂加两种抗生素的四联治疗方案。

（五）并发症的治疗

消化性溃疡常见的并发症出血、穿孔、幽门梗阻、癌变。

（1）大量出血：有休克者，密切观察生命体征，补充血容量，纠正酸中毒；局部应用止血药物；生长抑素和 PPI 抑制胃酸分泌；内镜下止血治疗。

（2）急性穿孔：禁食，胃肠减压、防止腹腔继发性感染，饱食后穿孔须在 6～12h 内实施手术。

（3）幽门梗阻：静脉输液，纠正水电解质紊乱和酸价平衡失调，放置胃管、胃肠减压，解除胃潴留，口服 H2RA 或 PPI 制剂；不全肠梗阻可应用促动力药。

（六）外科手术治疗

主要应用于急性溃疡穿孔、穿透性溃疡、大量反复出血、内科治疗无效、器质性肠梗阻、胃溃疡癌变或者癌变不能排除、顽固性或难治性溃疡。

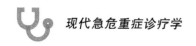

第三节 急性出血坏死性肠炎

急性出血坏死性肠炎（acute hemorrhagic and necrotic enteritis）是一种以小肠广泛出血坏死为特征的急性非特异性炎症，临床以腹痛、腹泻、便血、腹胀、呕吐、发热为主要表现，严重者可发生小肠坏死、穿孔、休克、DIC 等，病情凶险，病死率高。此病各年龄均有发病，但以青少年多见。

一、病因及发病机制

急性出血坏死性肠炎的病因仍不十分清楚，目前认为可能是感染、免疫、饮食不当等多因素共同作用、相互影响的结果。其中，产气荚膜杆菌感染在本病发病中的作用受到相当的关注，被认为可能起重要作用。

产气荚膜杆菌感染假说认为，当产气荚膜杆菌感染时，此菌产生 β 毒素，由于机体肠腔内缺乏能破坏 β 毒素的蛋白酶，致 β 毒素使肠绒毛麻痹，从而破坏肠道的保护屏障，又使细菌引起肠黏膜的变态反应，肠黏膜微循环发生障碍，进而引起肠黏膜的坏死性改变。

二、病理

本病病理表现累及小肠，多以空肠下段为重，也可出现胃、十二指肠、结肠受累。病变多呈节段性分布，可融合成片。病变多自黏膜下层发生，向黏膜层发展，出现黏膜肿胀增厚、黏膜粗糙呈鲜红色或暗褐色，可见片状坏死和散在溃疡，黏膜下层水肿。患者的表现则以腹泻为主，出现黏膜广泛坏死脱落，进而大量便血。病变向浆肌层发展时，可出现肠蠕动障碍，患者出现麻痹性肠梗阻，肠壁肌层或全层炎症、坏死，肠内细菌或毒素外渗，甚而肠壁穿孔，出现严重的腹膜炎和中毒性休克。

三、诊断要点

（一）症状

1. 腹痛、腹胀

腹痛、腹胀多为急性起病，起初较轻，渐加重，腹痛以脐周或上腹部多见，也可表现为左下腹或右下腹，甚至全腹，腹痛渐呈持续性，剧烈，难以忍受，可有阵发性加剧。疼痛部位常有压痛，可有反跳痛提示存在腹膜炎，病情较重。

2. 腹泻、便血

病初常为黄色稀水样便或蛋花样便，每日 2 ~ 10 次不等，不久出现血便，可以为鲜血、果酱样或黑便，有恶臭。多无里急后重。轻症只表现腹泻无便血，但大便潜血多为阳性。

3. 恶心、呕吐

其与腹痛、腹泻常同时出现。呕吐物可有胆汁或咖啡样胃内容物。

4. 中毒症状

早期发热在 38℃ 左右，有时可达 40℃ 以上，可出现四肢厥冷、皮肤花纹、血压下降等中毒性休克症状，及抽搐、昏迷、贫血、腹水、电解质紊乱、DIC 等表现。

（二）体征

查体可见腹部饱满，有时可见肠型，腹部有压痛。有腹肌紧张和反跳痛时，提示有急性腹膜炎。渗出液较多时可叩出移动性浊音，腹水可呈血性。早期肠鸣音亢进，有肠梗阻时可有气过水声、或金属音，腹膜炎加重时肠鸣音减弱或消失。

（三）辅助检查

1. 血常规检查

可有不同程度的贫血，中性粒细胞可正常或升高，肠坏死明显时可出现类白血病反应，核左移明显，部分患者可出现中毒性颗粒。

2. 大便常规检查

粪便呈血水样或果酱样，镜检可见发现大量红细胞，中等量白细胞，大便潜血实验阳性。部分病例大便培养可获得产气荚膜梭状芽孢杆菌可确诊。

3.X 线检查

早期可发现局限性小肠积气和胃泡胀气，部分患者可有胃内液体潴留。其后可见肠管扩张、黏膜皱襞、模糊、粗糙，肠腔内有大小不等的液平面，肠壁水肿增厚，肠间隙增宽。坏死肠段可显示规则致密阴影，肠穿孔时可有膈下游离气体。急性期为避免加重出血和肠穿孔，一般不做钡灌肠检查。

四、类型

临床一般分为 5 种类型。各型之间无严格界限，以临床表现特点突出为主，病程中可发生转化。

（一）肠炎型

临床最常见，以腹痛、腹泻、恶心、呕吐等症状为主要表现。病变常侵犯黏膜和黏膜下层，以渗出性炎症为主。

（二）便血型

本型以便血为主要表现。是由于肠黏膜及黏膜下层的严重出血坏死所致。

（三）肠梗阻型

患者恶心、呕吐、腹胀、腹痛，伴停止排气、排便，肠鸣音消失。腹透有肠梗阻表现。肠壁肌层受累导致麻痹性肠梗阻所致。

（四）腹膜炎型

本型主要表现为腹痛较重，有腹膜刺激征表现。与肠壁缺血坏死炎症反应较强及肠壁穿孔有关。

（五）中毒休克型

本型患者全身症状较重，发热、谵妄、昏迷、低血压、休克表现突出。其发生与病变广泛，大量毒素和血管活性物质吸收有关。本型最为凶险、病死率很高。

五、病情判断

本病肠炎型、便血型，病情多轻、预后好。肠梗阻型、腹膜炎型、中毒休克型，病情多重，预后差，病死率可达 30%。

六、治疗

（一）内科治疗

1. 禁食

轻症患者可进食流质易消化的碳水化合物。病情较重腹胀、腹痛、恶心、呕吐明显者应禁食，并行胃肠减压。经治疗病情好转可逐渐由流质、半流质、软饭过渡到普通饮食。

2. 支持治疗

急性出血坏死性肠炎发病后，由于经消化道进食摄入营养受限，机体消耗增加，应注意加强静脉输液及能量和营养物质的补偿。一般成人每天补液量约为 2000 ～ 3000mL 之间，使尿量维持在 1000mL 以上。能量补给注意葡萄糖、氨基酸、脂肪乳剂的合理搭配，注意微量元素、维生素的补充。重症患者适当补充悬浮红细胞，血浆或清蛋白。有休克表现的应积极抗休克治疗，包括补足血容量，适当补充胶体液，对血压恢复不好的可应用血管活性药物。

3. 抗生素治疗

应针对病原菌选用抗生素，常用抗生素有氨基苷类、青霉素类、头孢类、喹诺酮类及硝咪唑类。抗生素宜早期、足量联合应用。多主张两种作用机制不同的药物联合应用，可得到较好的疗效。

4. 肾上腺皮质激素治疗

肾上腺皮质激素可抑制炎症反应，改善和提高机体的应激能力，减轻中毒症状。一般可每日用地塞米松 10 ～ 20mg 或氢化可的松 200 ～ 400mg 静脉滴注。一般用药 3 ～ 5d，不宜过长。

5. 对症治疗

腹痛可用阿托品、山莨菪碱，如效果不佳可在严密观察下用布桂嗪（强痛定）、曲马多，甚至哌替啶。

便血可用维生素 K、酚磺乙胺（止血敏）、巴曲酶（立止血）等，大出血可用善宁或施他宁静脉滴注，有输血指征者可输血治疗。

（二）外科治疗

本病经内科积极治疗，大多可痊愈。对积极治疗，病情无明显好转，有如下情况者应积极考虑手术治疗：①有明显肠坏死倾向；②疑有肠穿孔；③疑有绞窄性肠梗阻及不能排除其他急腹症者；④便血或休克经内科积极保守治疗无效者。

第五章　循环系统急危重症

第一节　急性左心功能衰竭

急性心力衰竭（AHF）是临床医师面临的最常见的心脏急症之一。许多国家随着人口老龄化及急性心肌梗死患者存活率的升高，慢性心衰患者的数量快速增长，同时也增加了心功能失代偿的患者的数量。AHF 中有 60% ～ 70% 是由冠心病所致，尤其是在老年人。在年轻患者中，AHF 的原因更多见于扩张型心肌病、心律失常、先天性或瓣膜性心脏病、心肌炎等。

AHF 患者预后不良。急性心肌梗死伴有严重心力衰竭患者病死率非常高，12 个月的病死率达 30%。据报道：急性肺水肿院内病死率为 12%，1 年病死率达 40%。

2008 年，欧洲心脏病学会更新了《2008 年 ESC 急性和慢性心力衰竭诊断和治疗指南》。2010 年，中华医学会心血管病分会公布了我国《急性心力衰竭诊断和治疗指南》。

一、急性心力衰竭的临床表现

AHF 是指由于心脏功能异常而出现的急性临床发作。无论既往有无心脏病病史，均可发生。心功能异常可以是收缩功能异常，亦可为舒张功能异常，还可以是心律失常或心脏前负荷和后负荷失调。它通常是致命的，需要紧急治疗。

急性心力衰竭可以在既往没有心功能异常者首次发病，也可以是慢性心力衰竭（CHF）的急性失代偿。急性心力衰竭患者的临床表现如下。

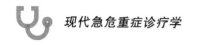

（一）基础心血管疾病的病史和表现

大多数患者有各种心脏病的病史，存在引起急性心衰的各种病因。老年人中的主要病因为冠心病、高血压和老年性退行性心瓣膜病，而在年轻人中多由风湿性心瓣膜病、扩张型心肌病、急性重症心肌炎等所致。

（二）诱发因素

常见的诱因有：①慢性心衰药物治疗缺乏依从性；②心脏容量超负荷；③严重感染，尤其肺炎和败血症；④严重颅脑损害或剧烈的精神心理紧张与波动；⑤大手术后；⑥肾功能减退；⑦急性心律失常如室性心动过速（室速）、心室颤动（室颤）、心房颤动（房颤）或心房扑动（房扑）伴快速心室率、室上性心动过速及严重的心动过缓等；⑧支气管哮喘发作；⑨肺栓塞；⑩高心输出量综合征，如甲状腺功能亢进危象、严重贫血等；⑪应用负性肌力药物如维拉帕米、地尔硫卓、β-受体阻断药等；⑫应用非类固醇消炎药；⑬心肌缺血；⑭老年急性舒张功能减退；⑮吸毒；⑯酗酒；⑰嗜铬细胞瘤。这些诱因使心功能原来尚可代偿的患者骤发心衰，或者使已有心衰的患者病情加重。

（三）早期表现

原来心功能正常的患者出现急性失代偿的心衰（首发或慢性心力衰竭急性失代偿）伴有急性心衰的症状和体征，出现原因不明的疲乏或运动耐力明显降低及心率增加 15 ～ 20 次 / 分，可能是左心功能降低的最早期征兆。继续发展可出现劳力性呼吸困难、夜间阵发性呼吸困难、睡觉需用枕头抬高头部等，检查可发现左心室增大、闻及舒张早期或中期奔马律、肺动脉第二音亢进、两肺尤其肺底部有细湿啰音，还可有干性啰音和哮鸣音，提示已有左心功能障碍。

（四）急性肺水肿

起病急骤，病情可迅速发展至危重状态。突发的严重呼吸困难、端坐呼吸、喘息不止、烦躁不安并有恐惧感，呼吸频率可达 30 ～ 50 次 / 分；频繁咳嗽并咯出大量粉红色泡沫样血痰；听诊心率快，心尖部常可闻及奔马律；双肺满布湿啰音和哮鸣音。

（五）心源性休克主要表现为以下。

（1）持续低血压：收缩压降至 12.0kPa（90mmHg）以下，或原有高血压的患者收缩压降幅≥ 8.0kPa（60mmHg），且持续 30min 以上。

（2）组织底灌注状态：①皮肤湿冷、苍白和发绀，出现紫色条纹；②心动过速＞ 110 次 / 分；③尿量显著减少（＜ 20mL/h），甚至无尿；④意识障碍，常有烦躁不安、激动焦虑、恐惧和濒死感；收缩压低于 9.3kPa（70mmHg），可出现抑制症状如神志恍惚、表情淡漠、反应迟钝，逐渐发展至意识模糊甚至昏迷。

（3）血流动力学障碍：PCWP ≥ 2.4kPa（18mmHg），CI ≤ 36.7mL/（s·m²）[≤ 2.2L/（min·m²）]。

（4）低氧血症和代谢性酸中毒。

二、急性左心衰竭严重程度分级

主要分级有 Killip 法（表 5-1）、Forrester 法（表 5-2）和临床程度分级（表5-3）3 种。Killip 法主要适用于急性心肌梗死患者，分级依据临床表现和胸部 X线的结果。

表 5-1　急性心肌梗死的 Killip 法分级

分级	症状与体征
Ⅰ级	无心衰
Ⅱ级	有心衰，两肺中下部有湿啰音，占肺野下 1/2，可闻及奔马律。X 线胸片有肺瘀血
Ⅲ级	严重心衰，有肺水肿，细湿啰音遍布两肺（超过肺野下 1/2）
Ⅳ级	心源性休克、低血压 [收缩压＜ 12.0kPa（90mmHg）]、发绀、出汗、少尿

表 5-2　急性左心衰竭的 Forrester 法分级

分级	PCWP（kPa）	CI[mL/（s·m²）]	组织灌注状态
Ⅰ级	≤ 2.4	＞ 36.7	无肺瘀血，无组织灌注不良
Ⅱ级	＞ 2.4	＞ 36.7	有肺瘀血
Ⅲ级	＜ 2.4	≤ 36.7	无肺瘀血，有组织灌注不良
Ⅳ级	＞ 2.4	≤ 36.7	有肺瘀血，有组织灌注不良

表 5-3　急性左心衰竭的临床程度分级

分级	皮肤	肺部啰音
I 级	干、暖	无
II 级	湿、暖	有
III 级	干、冷	无 / 有
N 级	湿、冷	有

Forrester 分级依据临床表现和血流动力学指标，可用于急性心肌梗死后 AHF，最适用于首次发作的急性心力衰竭。临床程度的分类法适用于心肌病患者，它主要依据临床发现，最适用于慢性失代偿性心衰。

三、急性心力衰竭的诊断

AHF 的诊断主要依据症状和临床表现，同时辅以相应的实验室检查，例如 ECG、胸片、生化标志物、多普勒超声心动图等，诊断的流程见图 5-1。

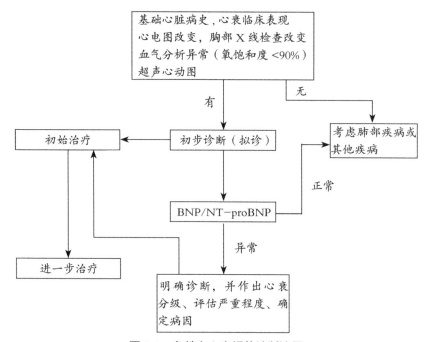

图 5-1　急性左心衰竭的诊断流程

在急性心衰患者，需要系统地评估外周循环、静脉充盈、肢端体温。

在心衰失代偿时，右心室充盈压通常可通过中心静脉压评估。AHF 时中心静脉压升高应谨慎分析，因为在静脉顺应性下降合并右室顺应性下降时，即便右室充盈压很低，也会出现中心静脉压的升高。

左室充盈压可通过肺部听诊评估，肺部存在湿啰音常提示左室充盈压升高。进一步的确诊、严重程度的分级及随后可出现的肺瘀血、胸腔积液应进行胸片检查。左室充盈压的临床评估常被迅速变化的临床征象所误导。应进行心脏的触诊和听诊，了解有无室性和房性奔马律（ S_3 ， S_4 ）。

四、实验室检查及辅助检查

（一）心电图（ECG）检查

急性心衰时 ECG 多有异常改变。ECG 可以辨别节律，可以帮助确定 AHF 的病因及了解心室的负荷情况。这在急性冠脉综合征中尤为重要。ECG 还可了解左右心室 / 心房的劳损情况、有无心包炎及既往存在的病变如左右心室的肥大。心律失常时应分析 12 导联心电图，同时应进行连续的 ECG 监测。

（二）胸片及影像学检查

对于所有 AHF 的患者，胸片和其他影像学检查宜尽早完成，以便及时评估已经存在的肺部和心脏病变（心脏的大小及形状）及肺瘀血的程度。它不但可以用于明确诊断，还可用于了解随后的治疗效果。胸片还可用作左心衰的鉴别诊断，除外肺部炎症或感染性疾病。胸部 CT 或放射性核素扫描可用于判断肺部疾病和诊断大的肺栓塞。CT、经食管超声心动图可用于诊断主动脉夹层。

（三）实验室检查

AHF 时应进行一些实验室检查。动脉血气分析可以评估氧合情况（ PaO_2 ）、通气情况（ $PaCO_2$ ）、酸碱平衡（pH）和碱缺失，所有严重 AHF 患者均应进行此项检查。脉搏血氧测定及潮气末 CO_2 测定等无创性监测方法可以替代动脉血气分析，但不适用于低心输出量及血管收缩性休克状态。静脉血氧饱和度（如颈静脉内）的测定对于评价全身的氧供需平衡很有价值。

血浆脑钠尿肽（B 型钠尿肽，BNP）是在心室室壁张力增加和容量负荷过重

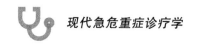

时由心室释放的，现在已用于急诊室呼吸困难的患者，作为排除或确立心力衰竭诊断的指标。BNP 对于排除心衰有着很高的阴性预测价值。如果心衰的诊断已经明确，升高的血浆 BNP 和 N 末端脑钠尿肽前体（NT-proBNP）可以预测预后。

（四）超声心动图检查

超声心动图对于评价基础心脏病变及与 AHF 相关的心脏结构和功能改变是极其重要的，同时对急性冠脉综合征也有重要的评估值。

多普勒超声心动图应用于评估左右心室的局部或全心功能改变、瓣膜结构和功能、心包病变、急性心肌梗死的机械性并发症和比较少见的占位性病变。通过多普勒超声心动图测定主动脉或肺动脉的血流时速曲线可以估测心输出量。多普勒超声心动图还可估计肺动脉压力（三尖瓣反流射速），同时可监测左室前负荷。

（五）其他检查

涉及与冠状动脉相关的病变，如不稳定型心绞痛或心肌梗死时，血管造影是非常重要的，现已明确血运重建能够改善预后。

五、急性心力衰竭患者的监护

急性心力衰竭患者应在进入急诊室后就尽快地开始监护，同时给予相应的诊断性检查以明确基础病因。

（一）无创性监护

在所有的危重患者，必须监测的项目有血压、体温、心率、呼吸、心电图。有些实验室检查应重复做，例如电解质、肌酐、血糖及有关感染和代谢障碍的指标。必须纠正低钾或高钾血症。如果患者情况恶化，这些指标的监测频率也应增加。

1. 心电监测

在急性失代偿阶段 ECG 的监测是必需的（监测心律失常和 ST 段变化），尤其是心肌缺血或心律失常是导致急性心衰的主要原因时。

2. 血压监测

开始治疗时维持正常的血压很重要，其后也应定时测量（例如每 5 分钟测量一次），直到血管活性药、利尿药、正性肌力药剂量稳定时。在并无强烈的血管收缩和不伴有极快心率时，无创性自动袖带血压测量是可靠的。

3.血氧饱和度监测

脉搏血氧计是测量动脉氧与血红蛋白结合饱和度的无创性装置（SaO_2）。通常从联合血氧计测得的 SaO_2 的误差在 2% 之内，除非患者处于心源性休克状态。

4.心输出量和前负荷监测

可应用多普勒超声的方法监测。

（二）有创性监护

1.动脉置管

置入动脉导管的指征是因血流动力学不稳定，而需要连续监测动脉血压或需进行多次动脉血气分析。

2.中心静脉置管

中心静脉置管联通了中心静脉循环，所以可用于输注液体和药物，也可监测 CVP 及 SvO_2（上腔静脉或右心房处），后者用以评估氧的运输情况。

在分析右房压力时应谨慎，避免过分注重右房压力，因为右房压力几乎与左房压力无关，因此也与 AHF 时的左室充盈压无关。CVP 也会受到重度三尖瓣关闭不全及 PEEP 的影响。

3.肺动脉导管

肺动脉导管（PAC）是一种漂浮导管，用于测量上腔静脉（SVC）、右房、右室、PAP、PCWP 及 CO。现代导管能够半连续性地测量 CO 及 SvO_2、右室舒张末容积和射血分数。

虽然置入肺动脉导管用于急性左心衰的诊断通常不是必需的，但对于伴发有复杂心肺疾病的患者，它可以用来鉴别是心源性机制还是非心源性机制。对于二尖瓣狭窄、主动脉关闭不全、高气道压或左室僵硬（如左室肥厚、糖尿病、纤维化、使用正性肌力药、肥胖、缺血）的患者，PCWP 并不能真实反映左室舒张末压。

建议 PAC 用于对传统治疗未产生预期疗效的血流动力学不稳定的患者，及合并瘀血和低灌注的患者。在这些情况下，置入肺动脉导管能保证左室最恰当的液体负荷量，并指导血管活性药物和正性肌力药的使用。

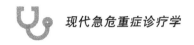

六、急性心力衰竭的治疗

（一）临床评估

对患者均应根据上述各种检查方法及病情变化做出临床评估，包括：①基础心血管疾病；②急性心衰发生的诱因；③病情的严重程度和分级，并估计预后；④治疗的效果。此种评估应多次和动态进行，以调整治疗方案。

（二）治疗目标

（1）控制基础病因和矫治引起心衰的诱因。应用静脉和（或）口服降压药物以控制高血压；选择有效抗生素控制感染；积极治疗各种影响血流动力学的快速性或缓慢性心律失常；应用硝酸酯类药物改善心肌缺血。糖尿病伴血糖升高者应有效控制血糖水平，又要防止出现低血糖。对血红蛋白低于 60g/L 的严重贫血者，可输注浓缩红细胞悬液或全血。

（2）缓解如下各种严重症状。①低氧血症和呼吸困难：采用不同方式的吸氧，包括鼻导管吸氧、面罩吸氧及无创或气管插管的呼吸机辅助通气治疗。②胸痛和焦虑：应用吗啡。③呼吸道痉挛：应用支气管解痉药物。④瘀血症状：利尿药有助于减轻肺瘀血和肺水肿，亦可缓解呼吸困难。

（3）稳定血流动力学状态，维持收缩压 ≥ 12.0kPa（90mmHg），纠正和防止低血压可应用各种正性肌力药物。血压过高者的降压治疗可选择血管扩张药物。

（4）纠正水、电解质紊乱和维持酸碱平衡。

（5）保护重要脏器如肺、肾、肝和大脑，防止功能损害。

（6）降低死亡危险，改善近期和远期预后。

（三）急性左心衰竭的处理流程

急性左心衰竭确诊后，即按图 5-2 的流程处理。初始治疗后症状未获明显改善或病情严重者应行进一步治疗。

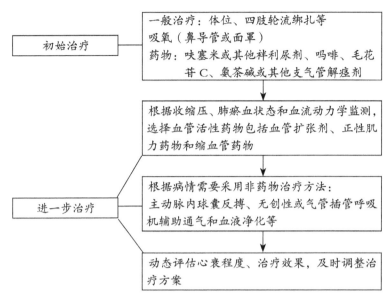

图 5-2 急性左心衰竭的处理流程

1.急性左心衰竭的一般处理

（1）体位：静息时明显呼吸困难者应采取半卧位或端坐位，双腿下垂以减少回心血量，降低心脏前负荷。

（2）四肢交换加压：四肢轮流绑扎止血带或血压计袖带，通常同一时间只绑扎三肢，每隔 15 ～ 20 分钟轮流放松一肢。血压计袖带的充气压力应较舒张压低 1.3kPa（10mmHg），使动脉血流仍可顺利通过，而静脉血回流受阻。此法可降低前负荷，减轻肺瘀血和肺水肿。

（3）吸氧：适用于低氧血症和呼吸困难明显（尤其指端 $SpO_2 < 90\%$）的患者。应尽早采用，使患者 $SaO \geqslant 95\%$（伴 COPD 者 $SaO_2 > 90\%$）。可采用如下不同的方式。①鼻导管吸氧。低氧流量（1 ～ 2L/min）开始，如仅为低氧血症，动脉血气分析未见 CO_2 潴留，可采用高流量给氧 6 ～ 8L/min。酒精吸氧可使肺泡内的泡沫表面张力降低而破裂，改善肺泡的通气。方法是在氧气通过的湿化瓶中加 50% ～ 70% 乙醇或有机硅消泡剂，用于肺水肿患者。②面罩吸氧。适用于伴呼吸性碱中毒患者。必要时还可采用无创性或气管插管呼吸机辅助通气治疗。

（4）做好救治的准备工作：至少开放 2 条静脉通道，并保持通畅。必要时可采用深静脉穿刺置管，以随时满足用药的需要。血管活性药物一般应用微量泵泵入，以维持稳定的速度和正确的剂量。固定和维护好漂浮导管、深静脉置管、心电监护的电极和导联线、鼻导管或面罩、导尿管及指端无创血氧仪测定电极等。保持室内适宜的温度、湿度，灯光柔和，环境幽静。

（5）饮食：进易消化食物，避免一次大量进食，在总量控制下，可少量多餐（6～8次/天）。应用袢利尿药情况下不要过分限制钠盐摄入量，以避免低钠血症，导致低血压。利尿药应用时间较长的患者要补充多种维生素和微量元素。

（6）出入量管理：肺瘀血、体循环瘀血及水肿明显者应严格限制饮水量和静脉输液速度，对无明显低血容量因素（大出血、严重脱水、大汗淋漓等）者的每天摄入液体量一般宜在1500mL以内，不要超过2000mL。保持每天水出入量负平衡约500mL/d，严重肺水肿者的水负平衡为1000～2000mL/d，甚至可达3000～5000mL/d，以减少水钠潴留和缓解症状。3～5d后，如瘀血、水肿明显消退，应减少水负平衡量，逐渐过渡到出入水量大体平衡。在水负平衡下应注意防止发生低血容量、低血钾和低血钠等。

2. 药物治疗

1）AHF时吗啡及其类似物的使用：吗啡一般用于严重AHF的早期阶段，特别是患者不安和呼吸困难时。吗啡能够使静脉扩张，也能使动脉轻度扩张，并降低心率。应密切观察疗效和呼吸抑制的不良反应。伴明显和持续低血压、休克、意识障碍、COPD等患者禁忌使用。老年患者慎用或减量。也可应用哌替啶50～100mg肌内注射。

2）AHF治疗中血管扩张药的使用：对大多数AHF患者，血管扩张药常作为一线药，它可以用来开放外周循环，降低前及或后负荷。

（1）酸酯类药物：急性心衰时此类药在不减少每搏心输出量和不增加心肌氧耗情况下能减轻肺瘀血，特别适用于急性冠状动脉综合征伴心衰的患者。临床研究已证实，硝酸酯类静脉制剂与呋塞米合用治疗急性心衰有效；应用大剂量硝酸酯类药物联合小剂量呋塞米的疗效优于单纯大剂量的利尿药。静脉应用硝酸酯类药物应十分小心滴定剂量，经常测量血压，防止血压过度下降。硝酸甘油静脉滴注起始剂量5～10μg/min，每隔5～10min递增5～10μg/min，最大剂量100～200μg/min；亦可每10～15分钟喷雾一次（400μg），或舌下含服0.3～0.6mg/次。硝酸异山梨酯静脉滴注剂量5～10mg/h，亦可舌下含服2.5mg/次。

（2）硝普钠（SNP）：适用于严重心衰。临床应用宜从小剂量 10μg/min 开始，可酌情逐渐增加剂量至 50～250μg/min。由于其具有强效降压作用，应用过程中要密切监测血压，根据血压调整合适的维持剂量。长期使用时，其代谢产物（硫代氰化物和氰化物）会产生毒性反应，特别是严重肝肾衰竭的患者应避免使用。减量时，硝普钠应该缓慢减量，并加用口服血管扩张药，以避免反跳。AHF 时硝普钠的使用尚缺乏对照试验，而且在 AMI 时使用，病死率增高。在急性冠脉综合征所致的心衰患者，因为 SNP 可引起冠脉窃血，故在此类患者中，硝酸酯类的使用优于硝普钠。

（3）奈西立肽：这是一类新的血管扩张药肽类，近期被用以治疗 AHF。它是人脑钠尿肽（BNP）的重组体，是一种内源性激素物质。它能够扩张静脉、动脉、冠状动脉，由此降低前负荷和后负荷，在无直接正性肌力的情况下增加 CO。慢性心衰患者输注奈西立肽能对血流动力学产生有益的作用，可以增加钠排泄，抑制肾素 - 血管紧张素 - 醛固酮和交感神经系统。它和静脉使用硝酸甘油相比，能更有效地促进血流动力学改善，并且不良反应更少。该药临床试验的结果尚不一致。近期的两项研究（VMAC 和 PROACTION）表明，该药的应用可以带来临床和血流动力学的改善，推荐应用于急性失代偿性心衰。国内一项 II 期临床研究提示，该药较硝酸甘油静脉制剂能够更显著降低 PCWP，缓解患者的呼吸困难。应用方法：先给予负荷剂量 1.500μg/kg，静脉缓慢推注，继以 0.0075～0.0150μg/（kg·min）静脉滴注；也可不用负荷剂量而直接静脉滴注。疗程一般 3d，不建议超过 7d。

（4）乌拉地尔：该药具有外周和中枢双重扩血管作用，可有效降低血管阻力，降低后负荷，增加 CO，但不影响心率，从而减少心肌耗氧量。适用于高血压心脏病、缺血性心肌病（包括急性心肌梗死）和扩张型心肌病引起的急性左心衰竭；可用于 CO 降低、PCWP > 2.4kPa（18mmHg）的患者。通常静脉滴注 100～400μg/min，可逐渐增加剂量，并根据血压和临床状况予以调整。伴严重高血压者可缓慢静脉注射 12.5～25.0mg。

应用血管扩张药的注意事项：下列情况下禁用血管扩张药物：①收缩压 < 12.0kPa（90mmHg），或持续低血压并伴症状尤其有肾功能不全的患者，以避免重要脏器灌注减少；②严重阻塞性心瓣膜疾病患者，例如主动脉瓣狭窄、二尖瓣狭窄患者，有可能出现显著的低血压，应慎用；③梗阻性肥厚型心肌病。

3）急性心力衰竭时血管紧张素转化酶抑制剂（ACEI）的使用：ACEI 在急性心衰中的应用仍存在诸多争议。急性心衰的急性期、病情尚未稳定的患者不宜应用。急性心肌梗死后的急性心衰可以试用，但须避免静脉应用，口服起始剂量宜小。在急性期病情稳定 48h 后逐渐加量，疗程至少 6 周，不能耐受 ACEI 者可以应用血管紧张素受体拮抗剂（ARB）。

在 CO 处于边缘状况时，ACEI 抑制剂应谨慎使用，因为它可以明显降低肾小球滤过率。当联合使用非类固醇消炎药，及出现双侧肾动脉狭窄时，不能耐受 ACEI 抑制剂的风险增加。

4）利尿药的使用：

（1）适应证：AHF 和失代偿心衰的急性发作，伴有液体潴留的情况是应用利尿药的指征。利尿药缓解症状的益处及其在临床上被广泛认可，无需再进行大规模的随机临床试验来评估。

（2）作用效应：静脉使用袢利尿药也有扩张血管效应，在使用早期（5～30min），它降低肺阻抗的同时也降低右房压和 PCWP。如果快速静脉注射大剂量（>1mg/kg）时，就有反射性血管收缩的可能。它与慢性心衰时使用利尿药不同，在严重失代偿性心衰时使用利尿药能使容量负荷恢复正常，可以在短期内减少神经内分泌系统的激活。特别是急性冠脉综合征的患者，应使用低剂量的利尿药，最好已给予扩血管治疗。

（3）实际应用：静脉使用袢利尿药（呋塞米、托拉塞米），它有强效快速的利尿效果，AHF 患者优先考虑使用。在入院以前就可安全使用，应根据利尿效果和瘀血症状的缓解情况来选择剂量。开始使用负荷剂量，然后继续静脉滴注呋塞米或托拉塞米，静脉滴注比一次性静脉注射更有效。噻嗪类和螺内酯可以联合袢利尿药使用，低剂量联合使用比高剂量使用一种药更有效，而且继发反应也更少。将袢利尿药和多巴酚丁胺、多巴胺或硝酸盐联合使用也是一种治疗方法，它比仅仅增加利尿药更有效，不良反应也更少。

（4）不良反应、药物的相互作用：虽然利尿药可安全地用于大多数患者，但它的不良反应也很常见，甚至可威胁生命。它们包括神经内分泌系统的激活，特别是肾素－血管紧张素－醛固酮系统和交感神经系统的激活；低血钾、低血镁和低氯性碱中毒可能导致严重的心律失常；可以产生肾毒性及加剧肾衰竭。过度利尿可过分降低静脉压、PCWP 及舒张期灌注，由此导致 SV 和 CO 下降，特别见于严重心衰和以舒张功能不全为主的心衰或缺血所致的右室功能障碍。

5）β-受体阻断药的使用：

（1）适应证和基本原理：目前尚无应用 β-受体阻断药治疗 AHF，改善症状的研究。相反，AHF 时是禁止使用 β-受体阻断药的。急性心肌梗死后早期肺部啰音超过基底部的患者，及低血压患者均被排除在应用 β-受体阻断药的临床试验之外。急性心肌梗死患者没有明显心衰或低血压，使用 β-受体阻断药能限制心肌梗死范围，减少致命性心律失常，并缓解疼痛。

当患者出现缺血性胸痛对阿片制剂无效、反复发生缺血、高血压、心动过速或心律失常时，可考虑静脉使用 β 受体阻断药。在哥德堡（Gothenburg）美托洛尔研究中，急性心肌梗死后可在早期静脉使用美托洛尔或安慰剂，接着口服治疗 3 个月。美托洛尔组发展为心衰的患者明显减少。如果患者有肺底部啰音的肺瘀血征象，联合使用呋塞米，美托洛尔治疗可产生更好的疗效，降低病死率和并发症。

（2）实际应用：当患者伴有明显急性心衰，肺部啰音超过基底部时，应慎用 β-受体阻断药。对出现进行性心肌缺血和心动过速的患者，可以考虑静脉使用美托洛尔。

但是，对急性心肌梗死伴发急性心衰患者，病情稳定后，应在早期使用 β 受体阻断药。对于慢性心衰患者，在急性发作稳定后（通常 4d 后），应在早期使用 β-受体阻断药。

在大规模临床试验中，比索洛尔、卡维地洛或美托洛尔的初始剂量很小，然后逐渐缓慢增加到目标剂量。应个体化增加剂量。β-受体阻断药可能过度降低血压，减慢心率。一般原则是，在服用 β-受体阻断药的患者由于心衰加重而住院时，除非必须用正性肌力药物维持，否则应继续服用 β-受体阻断药。但如果疑为 β-受体阻断药剂量过大（如有心动过缓和低血压时），可减量继续用药。

6）正性肌力药：此类药物适用于低心输出量综合征，如伴症状性低血压或 CO 降低伴有循环瘀血的患者，可缓解组织低灌注所致的症状，保证重要脏器的血液供应。此类药物针对血压较低和对血管扩张药物及利尿药不耐受或反应不佳的患者尤其有效。使用正性肌力药有潜在的危害性，因为它能增加耗氧量，增加钙负荷，所以应谨慎使用。

对于失代偿的慢性心衰患者，其症状、临床过程和预后很大程度上取决于血流动力学指标。所以，改善血流动力学参数成为治疗的目的。在这种情况下，正性肌力药可能有效，甚至挽救生命。但它改善血流动力学参数的益处，部分被它增加心律失常的危险抵消了。而且在某些病例中，由于过度增加能量消耗，它引起了心肌缺血和心衰的慢性进展。但对于正性肌力药的利弊比率，不同的药并不相同中。那些兴奋 β–受体的药物，可以增加心肌细胞胞内钙的浓度，可能有更高的危险性。有关正性肌力药用于急性心衰治疗的对照试验研究较少，特别对预后的远期效应的评估更少。

（1）洋地黄类：此类药物能轻度增加 CO 和降低左心室充盈压；对急性左心衰竭患者的治疗有一定帮助。一般应用毛花苷 C0.2 ～ 0.4mg 缓慢静脉注射，2 ～ 4h 后可以再用 0.2mg，伴快速心室率的房颤患者可酌情适当增加剂量。

（2）多巴胺：小剂量＜ 2μg/（kg·min）的多巴胺仅作用于外周多巴胺受体，直接或间接降低外周阻力。在此剂量下，对于肾脏低灌注和肾衰竭的患者，它能增加肾血流量、肾小球滤过率、利尿和增加钠的排泄，并增强对利尿药的反应。大剂量＞ 2μg/（kg·min）的多巴胺直接或间接刺激 β–受体，增加心肌的收缩力和 CO。当剂量＞ 5μg/（kg·min）时，它作用于 α–受体，增加外周血管阻力。此时，虽然它对低血压患者很有效，但它对 AHF 患者可能有害，因为它增加左室后负荷，增加肺动脉压和肺阻力。

多巴胺可以作为正性肌力药 [＞ 2μg/（kg·min）] 用于 AHF 伴有低血压的患者。当静脉滴注低剂量≤ 2 ～ 3μg/（kg·min）时，它可以使失代偿性心衰伴有低血压和尿量减少的患者增加肾血流量，增加尿量。但如果无反应，则应停止使用。

（3）多巴酚丁胺：多巴酚丁胺的主要作用在于，通过刺激 β–受体和 β2–受体产生剂量依赖性的正性变时、正性变力作用，并反射性地降低交感张力和血管阻力，其最终结果依个体而不同。小剂量时，多巴酚丁胺能产生轻度的血管扩张反应，通过降低后负荷而增加射血量。大剂量时，它可以引起血管收缩。心率通常呈剂量依赖性增加，但增加的程度弱于其他儿茶酚胺类药物。但在房颤的患者中，心率可能增加到难以预料的水平，因为它可以加速房室传导。全身收缩压通常轻度增加，但也可能不变或降低。心衰患者静脉滴注多巴酚丁胺后，观察到尿量增多，这可能是它提高 CO 而增加肾血流量的结果。

多巴酚丁胺用于外周低灌注（低血压，肾功能下降）伴或不伴有瘀血或肺水肿，以及使用最佳剂量的利尿药和扩血管剂无效时。

多巴酚丁胺常用来增加 CO。它的起始静脉滴注速度为 $2 \sim 3 \mu g/(kg \cdot min)$，可以逐渐增加到 $20 \mu g/(kg \cdot min)$。无须负荷量。静脉滴注速度根据症状、尿量反应或血流动力学监测结果来调整。它的血流动力学作用和剂量成正比，在静脉滴注停止后，它的清除也很快。

对于接受 β-受体阻断药治疗的患者，需要增加多巴酚丁胺的剂量，才能恢复它的正性肌力作用。

单从血流动力学看，多巴酚丁胺的正性肌力作用增加了磷酸二酯酶抑制剂（PDEI）作用。PDEI 和多巴酚丁胺的联合使用能产生比单一用药更强的正性肌力作用。

长时间地持续静脉滴注多巴酚丁胺（24 ～ 48h 以上）会出现耐药，部分血流动力学效应消失。长时间应用应逐渐减量。

静脉滴注多巴酚丁胺常伴有心律失常发生率的增加，可来源于心室和心房。这种影响呈剂量依赖性，可能比使用 PDEI 时更明显。在使用利尿药时应及时补钾。心动过速时使用多巴酚丁胺要慎重，多巴酚丁胺静脉滴注可以促发冠心病患者的胸痛。现在还没有关于 AHF 患者使用多巴酚丁胺的对照试验，一些试验显示它增加不利的心血管事件。

（4）磷酸二酯酶抑制剂：米力农和依诺昔酮是两种临床上使用的Ⅲ型磷酸二酯酶抑制剂（Ⅲ型 PDEI）。在 AHF 时，它们能产生明显的正性肌力、松弛性及外周扩血管效应，由此增加 CO 和 SV，同时伴随有 PAP、PCWP 的下降，全身和肺血管阻力下降。它在血流动力学方面，介于纯粹的扩血管剂（如硝普钠）和正性肌力药（如多巴酚丁胺）之间。因为它们的作用部位远离 β-受体，所以在使用 β-受体阻断药的同时，PDEI 仍能够保留其效应。

Ⅲ型 PDEI 用于低灌注伴或不伴有瘀血，以及使用最佳剂量的利尿药和扩血管剂无效时。

当患者在使用 β-受体阻断药时，和（或）对多巴酚丁胺没有足够的反应时，Ⅲ型 PDEI 可能优于多巴酚丁胺。

由于其过度的外周扩血管效应可引起的低血压，静脉推注较静脉滴注时更常见。有关 PDEI 治疗对 AHF 患者的远期疗效目前数据尚不充分，但人们已提高了对其安全性的重视，特别是在缺血性心脏病心衰患者。

（5）左西孟旦：这是一种钙增敏剂，通过结合于心肌细胞上的肌钙蛋白 C 促进心肌收缩，还通过介导 ATP 敏感的钾通道而发挥血管舒张作用和轻度抑制磷酸二酯酶的效应。其正性肌力作用独立于 β 肾上腺素能刺激，可用于正接受 β－受体阻断药治疗的患者。左西孟旦的乙酰化代谢产物，仍然具有药理活性，半衰期约 80h，停药后作用可持续 48h。

临床研究表明，急性心衰患者应用本药静脉滴注可明显增加 CO 和 SV，降低 PCWP、全身血管阻力和肺血管阻力；冠心病患者不会增加病死率。用法：首剂 12～24μg/kg 静脉注射（大于 10min），继以 0.1μg/（kg·min）静脉滴注，可酌情减半或加倍。对于收缩压＜ 13.3kPa（100mmHg）的患者，不需要负荷剂量，可直接用维持剂量，以防止发生低血压。

在比较左西孟旦和多巴酚丁胺的随机对照试验中，已显示左西孟旦能改善呼吸困难和疲劳等症状，并产生很好的结果。不同于多巴酚丁胺的是，当联合使用 β－受体阻断药时，左西孟旦的血流动力学效应不会减弱，甚至会更强。

在大剂量使用左西孟旦静脉滴注时，可能会出现心动过速、低血压，对收缩压低于 11.3kPa（85mmHg）的患者不推荐使用。在与其他安慰剂或多巴酚丁胺比较的对照试验中显示，左西孟旦并没有增加恶性心律失常的发生率。

3. 非药物治疗

1）IABP：临床研究表明，这是一种有效改善心肌灌注同时又降低心肌耗氧量和增加 CO 的治疗手段。

IABP 的适应证：①急性心肌梗死或严重心肌缺血并发心源性休克，且不能由药物治疗纠正；②伴血流动力学障碍的严重冠心病（如急性心肌梗死伴机械并发症）；③心肌缺血伴顽固性肺水肿。

IABP 的禁忌证：①存在严重的外周血管疾病；②主动脉瘤；③主动脉瓣关闭不全；④活动性出血或其他抗凝禁忌证；⑤严重血小板缺乏。

2）机械通气：急性心衰者行机械通气的指征有二。①出现心跳呼吸骤停而进行心肺复苏时；②合并Ⅰ型或Ⅱ型呼吸衰竭。机械通气的方式有下列两种。

（1）无创呼吸机辅助通气：这是一种无需气管插管，经口／鼻面罩给患者供氧，由患者自主呼吸触发的机械通气治疗。分为 CPAP 和 BiPAP 两种模式。

作用机制：通过 CPAP 可改善患者的通气状况，减轻肺水肿，纠正缺氧和

CO_2 潴留，从而缓解 I 型或 II 型呼吸衰竭。

适用对象：I 型或 II 型呼吸衰竭患者经常规吸氧和药物治疗仍不能纠正时应及早应用。主要用于呼吸频率 ≤ 25 次 / 分、能配合呼吸机通气的早期呼吸衰竭患者。在下列情况下应用受限：不能耐受和合作的患者，有严重认知障碍和焦虑的患者，呼吸急促（频率 > 25 次 / 分）、呼吸微弱和呼吸道分泌物多的患者。

（2）气道插管和人工机械通气：应用指征为心肺复苏时严重呼吸衰竭，经常规治疗不能改善者，尤其是出现明显的呼吸性和代谢性酸中毒并影响到意识状态的患者。

3）血液净化治疗：

（1）机制：此法不仅可维持水、电解质和酸碱平衡，稳定内环境，还可清除尿毒症毒素（肌酐、尿素、尿酸等）、细胞因子、炎症介质及心脏抑制因子等。治疗中的物质交换可通过血液滤过（超滤）、血液透析、连续血液净化和血液灌流等来完成。

（2）适应证：本法对急性心衰有益，但并非常规应用的手段。出现下列情况之一时可以考虑采用。①高容量负荷如肺水肿或严重的外周组织水肿，且对袢利尿药和噻嗪类利尿药抵抗。②低钠血症（血钠 < 110mmol/L）且有相应的临床症状，如神志障碍、肌张力减退、腱反射减弱或消失、呕吐及肺水肿等，在上述两种情况应用单纯血液滤过即可。③肾功能进行性减退，血肌酐 > 500 μ mol/L 或符合急性血液透析指征的其他情况。

（3）不良反应和处理：建立体外循环的血液净化均存在与体外循环相关的不良反应，如生物不相容、出血、凝血、血管通路相关并发症、感染、机器相关并发症等。应避免出现新的内环境紊乱，连续血液净化治疗时应注意热量及蛋白的丢失。

4）心室机械辅助装置：急性心衰经常规药物治疗无明显改善时，有条件的可应用此种技术。此类装置有体外膜式氧合（ECMO）、心室辅助泵（如可置入式电动左心辅助泵、全人工心脏）。根据急性心衰的不同类型，可选择应用心室辅助装置，在积极纠治基础心脏病的前提下，短期辅助心脏功能，可作为心脏移植或心肺移植的过渡。ECMO 可以部分或全部代替心肺功能。临床研究表明，短期循环呼吸支持（如应用 ECMO）可以明显改善预后。

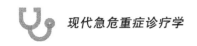

第二节　急性右心功能衰竭

急性右心功能不全又称急性右心衰竭，它是由于某些原因使患者的心脏在短时间内发生急性功能障碍，同时其代偿功能不能满足实际需要而导致的以急性右心输出量减低和体循环瘀血为主要表现的临床综合征。该病很少单独出现，多见于急性大面积肺栓塞、急性右室心肌梗死等，或继发于急性左心衰竭及慢性右心功能不全者由于各种诱因病情加重所致。因临床较为多见，若处理不及时也可威胁生命，故需引起临床医师特别是心血管病专科医师的足够重视。

一、病因

（一）急性肺栓塞

在急性右心功能不全的病因中，急性肺栓塞占有十分重要的地位。患者由于下肢静脉曲张、长时间卧床、机体高凝状态及手术、创伤、肿瘤甚至矛盾性栓塞等原因，使右心或周围静脉系统内栓子（矛盾性栓塞除外）脱落，回心后突然阻塞主肺动脉或左右肺动脉主干，造成肺循环阻力急剧升高，CO 显著降低，引起右心室迅速扩张。一般认为栓塞造成肺血流减少 50% 以上时，临床上即可发生急性右心衰竭。

（二）急性右室心肌梗死

在急性心肌梗死累及右室时，可造成右心输出量下降，右室充盈压升高，容量负荷增大。上述变化发生迅速，右心室尚无代偿能力，易出现急性右心衰竭。

（三）特发性肺动脉高压

特发性肺动脉高压的基本病变是致丛性肺动脉病，即由动脉中层肥厚、细胞性内膜增生、向心性板层性内膜纤维化、扩张性病变、类纤维素坏死和丛样病变形成等构成的疾病，迄今其病因不明。该病存在广泛的肺肌型动脉和细动脉管腔狭窄和阻塞，导致肺循环阻力明显增加，可超过正常水平的 12～18 倍，由于右心室后负荷增加，右室肥厚和扩张，当心室代偿功能低下时，右心室舒张末期压和右房压明显升高，CO 逐渐下降，病情加重时即可出现急性右心功能不全。

（四）慢性肺源性心脏病急性加重

慢性阻塞性肺疾病（COPD）由于低氧性肺血管收缩、继发性红细胞增多、肺血管慢性炎症重构及血管床的破坏等原因可造成肺动脉高压，加重右室后负荷，造成右室肥大及扩张，形成肺源性心脏病。当存在感染、右室容量负荷过重等诱因时，即可出现急性右心功能不全。

（五）瓣膜性心脏病

肺动脉瓣狭窄等造成右室流出道受阻的疾病可增加右室收缩阻力；三尖瓣大量反流增加右室前负荷并造成体循环瘀血；二尖瓣或主动脉病变使肺静脉压增高，间接增加肺血管阻力，加重右心后负荷。上述原因均可导致右心功能不全，严重时出现急性右心衰竭。

（六）继发于左心系统疾病

如冠心病急性心肌梗死、扩张型心肌病、急性心肌炎等这些疾病由于左室收缩功能障碍，造成不同程度的肺瘀血，使肺静脉压升高，晚期可引起不同程度的肺动脉高压，形成急性右心功能不全。

（七）心脏移植术后急性右心衰竭

急性右心衰是当前困扰心脏移植手术的一大难题。据报道，移植术前肺动脉高压是移植的高危因素，因此术前需常规经 Swan-Ganz 导管测定血流动力学参数。肺血管阻力大于 4wu（32×10^3 Pa·s/L），肺血管阻力指数大于 6wu/m² [48×10^3 Pa·s/（L·m²）]，肺动脉压峰值大于 8.0kPa（60mmHg）或跨肺压力差大于 2.0kPa（15mmHg）均可断定为高危人群，而有不可逆肺血管阻力升高者其术后病死率较可逆者高 3 倍。术前正常的肺血管阻力并不绝对预示术后不发生右心衰。因为离体心脏的损伤，体外循环对心肌、肺血管的影响等，也可引起植入心脏不适应绝对或相对的肺动脉高压、肺血管高阻力而发生右心衰。右心衰所致心腔扩大，心肌缺血、肺循环血量减少及向左偏移的室间隔等又能干扰左心回血，从而诱发全心衰竭。

二、病理生理

正常肺循环包括右心室、肺动脉、毛细血管及肺静脉，其主要功能是进行气体交换，血流动力学有以下 4 个特点：第一，压力低，肺动脉压力约为正常主动脉压力的 10/7 ～ 1/7；第二，阻力小，正常人肺血管阻力为体循环阻力的 1/10 ～ 1/5；第三，流速快，肺脏接受心脏搏出的全部血液，但其流程远较体循环为短，故流速快；第四，容量大，肺血管床面积大，可容纳 900mL 血液，约占全血量的 9%。由于肺血管有适应其生理需要的不同于体循环的自身特点，所以其血管的组织结构功能也与体循环血管不同。此外，右心室室壁较薄，心腔较小，心室顺应性良好，其解剖结构特点有利于右室射血，适应高容量及低压力的肺循环系统，却不耐受高压力。同时右心室与左心室拥有共同的室间隔和心包，其过度扩张会改变室间隔的位置及心腔构形，影响左心室的容积和压力，从而使左心室回心血量及射血能力发生变化，因此左、右心室在功能上是相互依赖的。

当各种原因造成体循环重度瘀血，右心室前 / 后负荷迅速增加，或原有的异常负荷在某种诱因下突然加重，及右心室急性缺血功能障碍时，均可出现急性右心功能不全。临床常见如前负荷增加的急性水钠潴留、三尖瓣大量反流，后负荷增加的急性肺栓塞、慢性肺动脉高压急性加重，急性左心衰致肺循环阻力明显升高，及右心功能受损的急性右室心肌梗死等。急性右心衰竭发生时 PCWP 和左房压可正常或升高，多数出现右室肥厚和扩张，当超出心室代偿功能时（右室心肌梗死则为右室本身功能下降），右室舒张末期压和右房压明显升高，表现为体循环瘀血的体征，扩大的右室还可压迫左室造成 CO 逐渐下降，重症患者常低于正常的 50% 以下，同时体循环血压下降，收缩压常降至 12.0 ～ 13.3kPa（90 ～ 100mmHg）或更低，脉压变窄，组织灌注不良，甚至会出现周围性发绀。对于心脏移植的患者，术前均存在严重的心衰，肺动脉压力可有一定程度的升高，受体心脏（尤其是右心室）已对其产生了部分代偿能力，而供体是一个完全正常的心脏。当其开始工作时，右心室对增加的后负荷无任何适应性，加之离体心脏的损伤，体外循环对心肌、肺血管的影响等，也可引起植入心脏不适应绝对或相对的肺动脉高压、肺血管高阻力而发生右心衰。

三、临床表现

（一）症状

1. 胸闷气短，活动耐量下降

其可由肺通气／血流比例失调，低氧血症造成，多见于急性肺栓塞、肺心病等。

2. 上腹部胀痛

上腹部胀痛是右心衰竭较早的症状。常伴有食欲缺乏、恶心、呕吐，此多由于肝、脾及胃肠道瘀血所引起，腹痛严重时可被误诊为急腹症。

3. 周围性水肿

其常发于右心衰竭早期，由于体内先有钠、水潴留，故在水肿出现前先有体重的增加，随后可出现双下肢、会阴及腰骶部等下垂部位的凹陷性水肿，重症者可波及全身。

4. 胸腔积液

急性右心衰竭时，由于静脉压的急剧升高，常出现胸腔积液及腹水，一般为漏出液。胸腔积液可同时见于左、右两侧胸腔，但以右侧较多，其原因不甚明了。由于壁层胸膜静脉回流至腔静脉，脏层胸膜静脉回流至肺静脉，因而胸腔积液多见于全心衰竭者。腹水大多发生于晚期，由于心源性肝硬化所致。

5. 发绀

右心衰竭者可有不同程度的发绀，最早见于指端、口唇和耳廓，较左心衰竭者为明显。其原因除血液中血红蛋白在肺部氧合不全外，还与血流缓慢，组织从毛细血管中摄取较多的氧而使血液中还原血红蛋白增加有关（周围型发绀）。严重贫血者发绀可不明显。

6. 神经系统症状

可有神经过敏、失眠、嗜睡等症状，重者可发生精神错乱。此可能由于脑瘀血、缺氧或电解质紊乱等原因引起。

7. 不同原发病各自的症状

如急性肺栓塞可有呼吸困难、胸痛、咯血、血压下降；右室心肌梗死可有胸

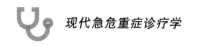

痛；慢性肺心病可有咳嗽、咳痰、发热；瓣膜病可有活动耐力下降等。

（二）体征

1. 皮肤及巩膜黄染

长期慢性肝瘀血缺氧，可引起肝细胞变性、坏死、最终发展为心源性肝硬化，肝功能呈现不正常状态，胆红素异常升高并出现黄疸。

2. 颈静脉怒张

颈静脉怒张是右心衰竭的一个较明显征象。其出现常较皮下水肿或肝肿大为早，同时可见舌下、手臂等浅表静脉异常充盈，压迫充血肿大的肝脏时，颈静脉怒张更加明显，此称肝 – 颈静脉回流征阳性。

3. 心脏体征

主要为原有心脏病表现，由于右心衰竭常继发于左心衰竭，因而左、右心均可扩大。右心室扩大引起三尖瓣关闭不全时，在三尖瓣听诊可听到吹风性收缩期杂音，剑突下可有收缩期抬举性搏动。在肺动脉压升高时，可出现肺动脉瓣区第二心音增强及分裂，有响亮收缩期喷射性杂音伴震颤，可有舒张期杂音，心前区可有奔马律，可有阵发性心动过速，心房扑动或颤动等心律失常。由左心衰竭引起的肺瘀血症状和肺动脉瓣区第二心音亢进，可因右心衰竭的出现而减轻。

4. 胸腹腔积液

可有单侧或双侧下肺呼吸音降低，叩诊呈浊音；腹水征可为阳性。

5. 肝脾肿大

肝脏肿大、质硬并有压痛。若有三尖瓣关闭不全并存，触诊肝脏可感到有扩张性搏动。

6. 外周水肿

由于体内钠、水潴留，可于下垂部位如双下肢、会阴及腰骶部等出现凹陷性水肿。

7. 发绀

慢性右心功能不全急性加重时，常因基础病的不同存在发绀现象，甚至可有杵状指。

四、实验室检查

（一）血常规

缺乏特异性。长期缺氧者可有红细胞、血红蛋白的升高，白细胞计数可正常或增高。

（二）血生化

血清丙氨酸氨基转移酶及胆红素常升高，乳酸脱氢酶、肌酸激酶亦可增高，常伴有低蛋白血症、电解质紊乱等。

（三）凝血指标

血液多处于高凝状态，国际标准化比值（INR）可正常或缩短，急性肺栓塞时 D- 二聚体明显升高。

（四）血气分析

动脉血氧分压、氧饱和度多降低，二氧化碳分压在急性肺栓塞时降低，在肺心病、先天性心脏病时可升高。

五、辅助检查

（一）心电图检查

多显示右心房、室的增大或肥厚。此外还可见肺型 P 波、电轴右偏、右束支传导阻滞和 II、III、aVF 及右胸前导联 ST-T 改变。急性肺栓塞时心电图变化由急性右心室扩张所致，常示电轴显著右偏，极度顺钟向转位。I 导联 S 波深、ST 段呈 J 点压低，III 导联 Q 波显著和 T 波倒置，呈 S_1QmTm 波形。aVF 和 III 导联相似，aVR 导联 R 波常增高，右胸导联 R 波增高、T 波倒置。可出现房性或室性心律失常。急性右室心肌梗死时，右胸导联可有 ST 段抬高。

（二）胸部 X 线检查

急性右心功能不全 X 线表现的特异性不强，可具有各自基础病的特征。肺动脉高压时可有肺动脉段突出（＞ 3mm），右下肺动脉横径增宽（＞ 15mm），肺门动脉扩张与外围纹理纤细形成鲜明的对比或呈"残根状";右心房、室扩大,心胸比率增加,右心回流障碍致奇静脉和上腔静脉扩张。肺栓塞在起病 12～36h 后肺部可出现肺下叶卵圆形或三角形浸润阴影,底部常与胸膜相连;也可有肋膈角模糊或胸腔积液阴影;膈肌提升及呼吸幅度减弱。

(三)超声心动图检查

急性右心功能不全时,UCG 检查可发现右心室收缩期和舒张期超负荷,表现为右室壁增厚及运动异常,右心输出量减少,右心室增大(右室舒张末面积 / 左室舒张末面积比值 > 0.6),室间隔运动障碍,三尖瓣反流和肺动脉高压。常见的肺动脉高压征象有:右室肥厚和扩大,中心肺动脉扩张,肺动脉壁顺应性随压力的增加而下降,三尖瓣和肺动脉瓣反流。右室心肌梗死除右心室腔增大外,常出现左心室后壁或下壁运动异常。心脏瓣膜病或扩张型心肌病引起慢性左心室扩张时,不能通过测定心室舒张面积比率评价右心室扩张程度。某些基础心脏病,如先心病、瓣膜病等心脏结构的异常,也可经超声心动图明确诊断。

(四)其他检查

肺部放射性核素通气 / 灌注扫描显示不匹配及肺血管增强 CT 对肺栓塞的诊断有指导意义。CT 检查亦可帮助鉴别心肌炎、心肌病、COPD 等疾病,是临床常用的检查方法。做选择性肺动脉造影虽可准确地了解栓塞所在部位和范围,但此检查有创伤性,存在一定的危险,只宜在有条件的医院及考虑手术治疗的患者中做术前检查。

六、鉴别诊断

急性右心功能不全是一组较为常见的临床综合征,包括腹胀、肝脾肿大、胸腹腔积液、下肢水肿等。由于病因的不同,其主要表现存在一定的差异。除急性右心衰竭表现外,如出现突然发病、呼吸困难、窒息、心悸、发绀、剧烈胸痛、晕厥和休克,尤其是发生于长期卧床或手术后的患者,应考虑大块肺动脉栓塞引起急性肺源性心脏病的可能;如胸骨后呈压榨性或窒息性疼痛并放射至左肩、臂,一般无咯血,心电图有右心导联 ST-T 特征性改变,伴心肌酶学或特异性标志物的升高,应考虑急性右室心肌梗死;如既往有慢性支气管炎、肺气肿病史,此次为各种诱因病情加重，应考虑慢性肺心病急性发作；如结合体格检查及超声心动图资料，发现有先天性心脏病或瓣膜病证据，应考虑为原有基础心脏病所致。限制型心肌病或缩窄性心包炎等疾病由于心室舒张功能下降或心室充盈受限，致使静脉回流障碍，在肺静脉压升高的同时，体循环重度瘀血，在某些诱因（如入量过多或出量不足）下出现肝脾肿大、下肢水肿等症状，也应与急性右心功能不全相鉴别。

七、治疗

（一）一般治疗

应卧床休息及吸氧，并严格限制入液量。若急性心肌梗死或肺栓塞剧烈胸痛时，可给予吗啡 3 ~ 5mg 静脉推注或罂粟碱 30 ~ 60mg 皮下或肌内注射，以止痛及解痉。存在低蛋白血症时，应静脉输入清蛋白治疗，同时注意纠正电解质及酸碱平衡紊乱。

（二）强心治疗

心力衰竭时应使用直接加强心肌收缩力的洋地黄类药物，如快速作用的去乙酰毛花苷注射液 0.4mg 加入 5% 的葡萄糖 20mL 中，缓慢静脉注射，必要时 2 ~ 4h 再给 0.2 ~ 0.4mg；同时可给予地高辛 0.125 ~ 0.25mg，每天 1 次治疗。

（三）抗休克治疗

出现心源性休克症状时可应用直接兴奋心脏 β 肾上腺素受体，增强心肌收缩力和心搏量的药物，如多巴胺 20 ~ 40mg 加入 200mL5% 葡萄糖液中静脉滴注，或 2 ~ 10μg/（kg·min）以微量泵静脉维持输入，依血压情况逐渐调整剂量；也可用多巴酚丁胺 2.5 ~ 15μg/（kg·min）微量泵静脉输入或滴注。

（四）利尿治疗

急性期多应用袢利尿药，如呋塞米（速尿）20 ~ 80mg、布美他尼（丁尿胺）1 ~ 3mg、托拉塞米（特苏尼）20 ~ 60mg 等静脉推注以减轻前负荷，并每日口服上述药物辅助利尿。同时可服用有醛固酮拮抗作用的保钾利尿药，如螺内酯（安体舒通）20mg，每天 3 次，以加强利尿效果，减少电解质紊乱。症状稳定后可应用噻嗪类利尿药，如氢氯噻嗪 50 ～ 100mg 与上述袢利尿药隔日交替口服，减少耐药性。

（五）扩血管治疗

应从小剂量起谨慎应用，以免引起低血压。若合并左心衰竭可应用硝普钠 6.25μg/min 起微量泵静脉维持输入，依病情及血压数值逐渐调整剂量，起到同时扩张小动脉和静脉的作用，有效地减低心室前、后负荷；合并急性心肌梗死可应用硝酸甘油 5 ～ 10μg/min 或硝酸异山梨酯 50 ～ 100μg/min 静脉滴注或微量泵维持输入，以扩张静脉系统，降低心脏前负荷。口服硝酸酯类或 ACEI 类等药物也可根据病情适当加用，剂量依个体调整。

（六）保肝治疗

对于肝脏瘀血肿大，肝功能异常伴黄疸或腹水的患者，可应用还原型谷胱甘肽 600mg 加入 250mL5% 葡萄糖液中每日 2 次静脉滴注，或多烯磷脂酰胆碱（易善复）465mg（10mL）加入 250mL5% 葡萄糖液中每日 1 ～ 2 次静脉滴注，可同时静脉注射维生素 C5 ～ 10g，每天 1 次，并辅以口服葡醛内酯（肝太乐）、肌苷等药物，加强肝脏保护作用，逆传肝细胞损害。

（七）针对原发病的治疗

由于引起急性右心功能不全的原发疾病各不相同，治疗时需有一定的针对性。如急性肺栓塞应考虑 rt-PA 或尿激酶溶栓及抗凝治疗，必要时行急诊介入或外科手术；特发性肺动脉高压应考虑前列环素、内皮素 -1 受体拮抗剂、PDEI、一氧化氮吸入等针对性降低肺动脉压及扩血管治疗；急性右室心肌梗死应考虑急诊介入或 rt-PA、尿激酶溶栓治疗；慢性肺源性心脏病急性发作应考虑抗感染及改善通气、稀释痰液等治疗；先心病、瓣膜性心脏病应考虑在心衰症状改善后进一步外科手术治疗；心脏移植患者，术前应严格评价血流的动力学参数，判断肺血管阻力及经扩血管治疗的可逆性，并要求术前肺血管处于最大限度的舒张状态，术后长时间应用血管活性药物，如前列环素等。

总之，随着诊断及治疗水平的提高，急性右心功能不全已在临床工作中得到广泛认识，且治疗效果明显改善，对患者整体病情的控制起到了一定的帮助。

第六章　呼吸系统急危重症

第一节　急性呼吸窘迫综合征

一、病因

临床上可将急性呼吸窘迫综合征（ARDS）相关危险因素分为 9 类，见表 6-1。其中部分诱因易持续存在或者很难控制，是引起治疗效果不好，甚至患者死亡的重要原因。严重感染、DIC、胰腺炎等是难治性 ARDS 的常见原因。

表 6-1　ARDS 的相关危险因素

1. 感染	脂肪栓塞
细菌（多为革兰氏阴性需氧菌和金葡菌）	4. 药物和化学品
真菌和肺孢子菌	鸦片制剂
病毒	水杨酸盐
分枝杆菌	百草枯（除草剂）
立克次体	三聚乙醛（副醛，催眠药）
2. 误吸	氯乙基戊烯炔醇（镇静药）
胃酸	秋水仙碱
溺水	三环类抗抑郁药
碳氢化合物和腐蚀性液体	5. DIC
3. 创伤（通常伴有休克或多次输血）	血栓性血小板减少性紫癜（TTP）
软组织撕裂	溶血性尿毒症综合征
烧伤	其他血管炎性综合征
头部创伤	热射病
肺挫伤	6. 胰腺炎

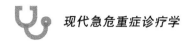

续表

7. 吸入	9. 其他
来自易燃物的烟雾	羊水栓塞
气体（NO_2、NH_3、Cl_2、Cd、$CoCl_2$、O_2）	妊娠物滞留体内
8. 代谢性疾病	子痫
酮症酸中毒	蛛网膜或颅内出血
尿毒症	白细胞凝集反应
	反复输血
	心肺分流

二、发病机制

（一）炎症细胞、炎症介质及其作用

1. 中性粒细胞

中性粒细胞是 ARDS 发病过程中重要的效应细胞，其在肺泡内大量聚集是发病早期的组织学特征。中性粒细胞可通过许多机制介导肺损伤，包括释放活性氮、活性氧、细胞因子、生长因子等放大炎症反应。

此外中性粒细胞还能大量释放蛋白水解酶，尤其是弹性蛋白酶，损伤肺组织。其他升高的蛋白酶包括胶原酶和明胶酶 A、B，同时也可检测到高水平的内源性金属酶抑制剂，如 TIMP，说明蛋白酶/抗蛋白酶平衡在中性粒细胞诱发的蛋白溶解性损伤中具有重要作用。

2. 细胞因子

ARDS 患者体液中有多种细胞因子的水平升高，并有研究发现细胞因子之间的平衡是炎症反应程度和持续时间的决定因素。患者体内的细胞因子反应相当复杂，包括促炎因子、抗炎因子及促炎因子内源性抑制剂等相互作用。在 ARDS 患者的 BALF 中，炎症因子如 IL-Iβ、TNF-α 在肺损伤发生前后均有升高，但相关的内源性抑制剂如 IL-β 受体拮抗药及可溶性 TNF-a 受体升高更为显著，提示在 ARDS 发病早期即有显著的抗炎反应。

虽然一些临床研究提示 ARDS 患者 BALF 中细胞群 NF-kB 的活性升高，但是后者的活化水平似乎与 BALF 中性粒细胞数量、IL-8 水平及病死率等临床指标并无相关性。而另一项对 15 例败血症患者外周血单核细胞核提取物中 NF-kB 活性的研究表明，NF-kB 的结合活性与 APACHE-Ⅱ评分类似，可以作为评价

ARDS 预后的精确指标。虽然该实验结果提示，总 NF-kB 活性水平可能是决定 ARDS 预后的指标，但仍需要大量的研究证实。

3. 氧化 / 抗氧化平衡

ARDS 患者肺部的氧气和抗氧化反应严重失衡。正常情况下，活性氧、活性氮被复杂的抗氧化系统拮抗，如抗氧化酶（超氧化物歧化酶、过氧化氢酶）、低分子清除剂（维生素 E、维生素 C 和谷酰胺），清除或修复氧化损伤的分子（多种 DNA 的蛋白质分子）。研究发现，ARDS 患者体内氧化剂增加和抗氧化剂降低几乎同时发生。

内源性抗氧化剂水平改变会影响 ARDS 的患病风险，如慢性饮酒者在遭受刺激事件如严重创伤、胃内容物误吸后易诱发 ARDS。但易患 ARDS 风险增加的内在机制尚不明确。近年来有研究报道，慢性饮酒者 BALF 中谷胱甘肽水平约是健康正常人的 1/7，而氧化谷酰胺比例增高，提示体内抗氧化剂，如谷胱甘肽水平发生改变的个体可能在特定临床条件下更易发生 ARDS。

4. 凝血机制

ARDS 患者凝血因子异常导致凝血与抗凝失衡，最终造成肺泡内纤维蛋白沉积。ARDS 的高危人群及 ARDS 患者 BALF 中凝血活性增强，组织因子（外源性凝血途径中血栓形成的启动因子）水平显著升高。ARDS 发生 3d 后凝血活性达到高峰，之后开始下降，同时伴随抗凝活性下降。ARDS 患者 BALF 中促进纤维蛋白溶解的纤溶酶原抑制剂 -1 水平降低。败血症患者中内源性抗凝剂，如抗凝血酶Ⅲ和蛋白 C 含量降低，其低水平与较差的预后相关。

恢复凝血 / 抗凝平衡可能对 ARDS 有一定的治疗作用。给予严重败血症患者活化蛋白 C，其病死率从 30.8% 下降至 24.7%，其主要不良反应是出血。活化蛋白 C 还能使 ARDS 患者血浆 IL-6 水平降低，说明它除了抗凝效果外还具有抗炎效应。但活性蛋白 C 是否对各种原因引起的 ARDS 均有效尚待进一步研究。

（二）肺泡毛细血管膜损害

1. 肺毛细血管内皮细胞

肺毛细血管内皮细胞损伤是 ARDS 发病过程中的一个重要环节，专家对其超微结构的变化特征也早有研究。同时测量肺泡渗出液及血浆中的蛋白含量能够反映毛细血管通透性增高的程度，早期 ARDS 中水肿液 / 血浆蛋白比 > 0.75，相反压力性肺水肿患者的水肿液 / 血浆蛋白比＜ 0.65。ARDS 患者肺毛细血管的通透性较压力性肺水肿患者高，并且上皮细胞间形成了可逆的细胞间隙。

2.肺泡上皮细胞

肺泡上皮细胞损伤在 ARDS 的形成过程中发挥了重要作用。正常肺组织中，肺泡上皮细胞是防止肺水肿的屏障。ARDS 发病早期，由于上皮细胞自身的受损、坏死及由其损伤造成的肺间质压力增高可破坏该屏障。肺泡 II 型上皮细胞可产生合成表面活性物质的蛋白和脂质成分。ARDS 患者表面活性物质减少、成分改变及其功能抑制将导致肺泡萎陷及低氧血症。肺泡 II 型上皮细胞的损伤造成表面活性物质生成减少及细胞代谢障碍。此外，肺泡渗出液中存在的蛋白酶和血浆蛋白通过破坏肺泡腔中的表面活性物质使其失活。

肺泡上皮细胞在肺水肿时有主动转运肺泡腔中水、盐的作用。肺泡 II 型上皮细胞通过 Na+ 的主动运输来驱动液体的转运。大多数早期 ARDS 患者肺泡液体主动清除能力下降，且与预后呈负相关。在肺移植后肺再灌注损伤患者中也存在类似的现象。虽然 ARDS 患者肺泡液主动清除能力下降的确切机制尚不明了，但据推测，其可能与肺泡上皮细胞间紧密连接或肺泡 II 型上皮细胞受损的程度有关。

三、诊断

1967 年，阿什博（Ashbaugh）等首次报告 ARDS，1994 年北美呼吸病 – 欧洲危重病学会专家联席评审会议发表了 ARDS 的诊断标准（AECC 标准），但其可靠性和准确性备受争议。2012 年修订的《急性呼吸窘迫综合征（ARDS）诊断标准》（柏林标准）将 ARDS 定义为：① 7d 内起病，出现高危肺损伤、新发或加重的呼吸系统症状。②胸 X 线片或 CT 示双肺透亮度下降且难以完全由胸腔积液、肺（叶）不张或结节解释。③肺水肿原因难以完全由心力衰竭或容量过负荷来解释，如果不存在危险因素，则需要进行客观评估（如超声心动图），以排除静水压增高型水肿。④依据至少 0.49kPa（PEEP）下的氧合指数对 ARDS 进行分级，即轻度（氧合指数为 200 ～ 300）、中度（氧合指数为 100 ～ 200）和重度（氧合指数为≤ 100）。

中华医学会呼吸病分会也提出了类似的《急性肺损伤 / 急性呼吸窘迫综合征的诊断标准（草案）》。

（1）有发病的高危因素。

（2）急性起病、呼吸频数和（或）呼吸窘迫。

（3）低氧血症，ALI 时动脉血氧分压（PaO_2）/ 吸氧浓度（FiO_2）$\leqslant$ 39.9kPa（300mmHg）；ARDS 时 $PaO_2/FiO \leqslant$ 26.7kPa（200mmHg）。

（4）胸部 X 线检查两肺浸润阴影。

（5）PCWP $\leqslant$ 2.4kPa（18mmHg）或临床上能除外心源性肺水肿。凡符合以上五项可以诊断为 ALI 或 ARDS。

四、治疗的基本原则

ARDS 治疗的关键在于控制原发病及其病因，如处理各种创伤，尽早找到感染灶，针对病原菌应用敏感的抗生素，制止严重反应进一步对肺的损伤；更紧迫的是要及时改善患者的严重缺氧状况，避免发生或加重多脏器功能损害。

五、治疗策略

（一）原发病治疗

全身性感染、创伤、休克、烧伤、重症急性胰腺炎等是导致 ALI/ARDS 的常见病因。严重感染患者有 25% ～ 50% 发生 ALI/ARDS，而且在感染、创伤等导致的多器官功能障碍综合征（MODS）中，肺往往也是最早发生衰竭的器官。目前认为，感染、创伤后的全身炎症反应是导致 ARDS 的根本原因。控制原发病，遏制其诱导的全身失控性炎症反应，是预防和治疗 ALI/ARDS 的必要措施。

推荐意见 1：积极控制原发病是遏制 ALI/ARDS 发展的必要措施（推荐级别：E 级）。

（二）呼吸支持治疗

1. 氧疗

ALI/ARDS 患者吸氧治疗的目的是改善低氧血症，使动脉血氧分压（PaO_2）达到 8.0 ～ 10.7kPa（60 ～ 80mmHg）。可根据低氧血症改善的程度和治疗反应调整氧疗方式，首先使用鼻导管，当需要较高的吸氧浓度时，可采用可调节吸氧浓度的文丘里面罩或带贮氧袋的非重吸式氧气面罩。ARDS 患者往往低氧血症严重，大多数患者一旦诊断明确，常规的氧疗常常难以奏效，机械通气仍然是最主要的呼吸支持手段。

推荐意见 2：氧疗是纠正 ALI/ARDS 患者低氧血症的基本手段（推荐级别：E 级）。

2. 无创机械通气

无创机械通气（NIV）可以避免气管插管和气管切开引起的并发症，近年来得到了广泛的推广应用。尽管随机对照试验（RCT）证实并肯定了 NIV 治疗 COPD 和心源性肺水肿导致的急性呼吸衰竭的疗效，但是 NIV 在急性低氧性呼吸衰竭中的应用却存在很多争议。迄今为止，尚无足够的资料显示 NIV 可以作为 ALI/ARDS 导致的急性低氧性呼吸衰竭的常规治疗方法。

不同研究中 NIV 对急性低氧性呼吸衰竭的治疗效果差异较大，这可能与导致低氧性呼吸衰竭的病因不同有关。2004 年一项荟萃分析显示，在不包括 COPD 和心源性肺水肿的急性低氧性呼吸衰竭患者中，与标准氧疗相比，NIV 可明显降低气管插管率，并有降低 ICU 住院时间及住院病死率的趋势。但分层分析显示 NIV 对 ALI/ARDS 的疗效并不明确。最近 NIV 治疗 54 例 ALI/ARDS 患者的临床研究显示，70% 的患者应用 NIV 治疗无效。逐步回归分析显示，休克、严重低氧血症和代谢性酸中毒是 ARDS 患者 NIV 治疗失败的预测指标。一项 RCT 研究显示，与标准氧疗比较，NIV 虽然在应用后 1h 明显改善 ALI/ARDS 患者的氧合，但不能降低气管插管率，也不改善患者预后。可见，ALI/ARDS 患者应慎用 NIV。

推荐意见 3：预计病情能够短期缓解的早期 ALI/ARDS 患者可考虑应用无创机械通气（推荐级别：C 级）。

推荐意见 4：合并免疫功能低下的 ALI/ARDS 患者早期可首先试用无创机械通气（推荐级别：C 级）。

推荐意见 5：应用无创机械通气治疗 ALI/ARDS 应严密监测患者的生命体征及治疗反应。神志不清、休克、气道自洁能力障碍的 ALI/ARDS 患者不宜应用无创机械通气（推荐级别：C 级）。

3. 有创机械通气

（1）机械通气的时机选择：ARDS 患者经高浓度吸氧仍不能改善低氧血症时，应用气管插管方式进行有创机械通气。ARDS 患者呼吸功明显增加，表现为严重的呼吸困难，早期气管插管机械通气可降低呼吸功，改善呼吸困难。虽然目前缺乏 RCT 研究评估早期气管插管对 ARDS 的治疗意义，但一般认为，气管插管和有创机械通气能更有效地改善低氧血症，降低呼吸功，缓解呼吸窘迫，并能够更有效地改善全身缺氧，防止肺外器官功能损害。

推荐意见 6：ARDS 患者应积极进行机械通气治疗（推荐级别：E 级）。

（2）肺保护性通气：由于 ARDS 患者大量肺泡塌陷，肺容积明显减少，常规或大潮气量通气易导致肺泡过度膨胀和气道平台压过高，加重肺及肺外器官的损伤。

推荐意见 7：对 ARDS 患者实施机械通气时应采用肺保护性通气策略，气道平台压不应超过 3.2 ～ 3.4kPa（30 ～ 35cmH$_2$O）（推荐级别：B 级）。

（3）肺复张：充分复张 ARDS 塌陷肺泡是纠正低氧血症和保证 PEEP 效应的重要手段。为限制气道平台压而被迫采取的小潮气量通气往往不利于 ARDS 塌陷肺泡的膨胀，而 PEEP 维持肺复张的效应依赖于吸气期肺泡的膨胀程度。目前临床常用的肺复张手法包括控制性肺膨胀、PEEP 递增法及压力控制法（PCV 法）。其中实施控制性肺膨胀采用恒压通气方式，推荐吸气压为 2.9 ～ 4.4kPa（30 ～ 45cmH$_2$O），持续时间为 30 ～ 40s。

推荐意见 8：可采用肺复张手法促进 ARDS 患者的塌陷肺泡复张，改善氧合（推荐级别：E 级）。

（4）PEEP 的选择：ARDS 广泛肺泡塌陷不但可导致顽固的低氧血症，而且部分可复张的肺泡周期性塌陷开放而产生剪切力，导致或加重呼吸机相关性肺损伤。充分复张塌陷肺泡后应用适当水平的 PEEP 防止呼气末肺泡塌陷，改善低氧血症状况，并避免剪切力，防治呼吸机相关性肺损伤。因此，ARDS 应采用能防止肺泡塌陷的最低 PEEP。

推荐意见 9：应使用能防止肺泡塌陷的最低 PEEP，有条件的情况下，应根据静态 P-V 曲线低位转折点压力 +0.2kPa（2cmH$_2$O）来确定 PEEP（推荐级别：C 级）。

（5）自主呼吸：自主呼吸过程中膈肌主动收缩可增加 ARDS 患者肺重力依赖区的通气，改善通气血流比例失调，改善氧合。一项前瞻对照研究显示，与控制通气相比，保留自主呼吸的患者镇静剂使用量、机械通气时间和 ICU 住院时间均明显减少。因此，在循环功能稳定、人机协调性较好的情况下，ARDS 患者机械通气时有必要保留自主呼吸。

推荐意见 10：ARDS 患者机械通气时应尽量保留自主呼吸（推荐级别：C 级）。

（6）半卧位：ARDS 患者合并 VAP 往往使肺损伤进一步恶化，预防 VAP 具有重要的临床意义。机械通气患者平卧位易发生 VAP。研究表明，由于气管插管或气管切开导致声门的关闭功能丧失，机械通气患者胃肠内容物易反流误吸进入下呼吸道，导致 VAP。采用小于 30°的平卧位是院内获得性肺炎的独立危险因素。

推荐意见 11：若无禁忌证，机械通气的 ARDS 患者应采用 30°～45°半卧位（推荐级别：B 级）。

（7）俯卧位通气：俯卧位通气通过降低胸腔内压力梯度，促进分泌物引流和促进肺内液体移动，能明显改善氧合。

推荐意见 12：常规机械通气治疗无效的重度 ARDS 患者，若无禁忌证，可考虑采用俯卧位通气（推荐级别：D 级）。

（8）镇静镇痛与肌松：机械通气患者应考虑使用镇静镇痛剂，以缓解焦虑、躁动、疼痛，减少过度的氧耗。合适的镇静状态、适当的镇痛是保证患者安全和舒适的基本环节。

推荐意见 13：对机械通气的 ARDS 患者，应制定镇静方案（镇静目标和评估）（推荐级别：B 级）。推荐意见 14：对机械通气的 ARDS 患者，不推荐常规使用肌松剂（推荐级别：E 级）。

4. 液体通气

部分液体通气是在常规机械通气的基础上经气管插管向肺内注入相当于功能残气量的全氟碳化合物，以降低肺泡表面张力，促进肺重力依赖区塌陷肺泡复张。

5. 体外膜氧合技术（ECMO）

建立体外循环后可减轻肺负担，有利于肺功能恢复。

（三）ALI/ARDS 药物治疗

1. 液体管理

高通透性肺水肿是 ALI/ARDS 的病理生理特征，肺水肿的程度与 ALI/ARDS 的预后呈正相关。因此，通过积极的液体管理，改善 ALI/ARDS 患者的肺水肿具有重要的临床意义。

研究显示，液体负平衡与感染性休克患者病死率的降低显著相关，且对于创伤导致的 ALI/ARDS 患者，液体正平衡使患者的病死率明显增加。应用利尿药减轻肺水肿可能改善肺部病理情况，缩短机械通气时间，进而减少呼吸机相关性肺炎等并发症的发生。但是利尿减轻肺水肿的过程可能会导致 CO 下降，器官灌注不足。因此，ALI/ARDS 患者的液体管理必须考虑两者的平衡，必须在保证脏器灌注的前提下进行。

推荐意见 15：在保证组织器官灌注的前提下，应实施限制性的液体管理，有助于改善 ALI/ARDS 患者的氧合和肺损伤（推荐级别：B 级）。

推荐意见 16：存在低蛋白血症的 ARDS 患者，可通过补充清蛋白等胶体溶液和应用利尿药，有助于实现液体负平衡，并改善氧合（推荐级别：C 级）。

2. 糖皮质激素

全身和局部的炎症反应是 ALI/ARDS 发生和发展的重要机制，研究显示血浆和肺泡灌洗液中的炎症因子浓度升高与 ARDS 的病死率呈正相关。长期以来，大量的研究试图应用糖皮质激素控制炎症反应，预防和治疗 ARDS。早期的三项多中心 RCT 研究观察了大剂量糖皮质激素对 ARDS 的预防和早期治疗作用，结果糖皮质激素既不能预防 ARDS 的发生，对早期 ARDS 也没有治疗作用。但对于过敏原因导致的 ARDS 患者，早期应用糖皮质激素经验性治疗可能有效。此外，感染性休克并发 ARDS 的患者，如合并有肾上腺皮质功能不全，可考虑应用替代剂量的糖皮质激素。

推荐意见 17：不推荐常规应用糖皮质激素预防和治疗 ARDS（推荐级别:B 级）。

3. 一氧化氮（NO）吸入

NO 吸入可选择性地扩张肺血管，而且 NO 分布于肺内通气良好的区域，可扩张该区域的肺血管，显著降低肺动脉压，减少肺内分流，改善通气血流比例失调状况，并且可减少肺水肿形成。临床研究显示，NO 吸入可使约 60% 的 ARDS 患者氧合改善，同时肺动脉压、肺内分流明显下降，但对 MAP 和心 CO 无明显影响。但是氧合改善效果也仅限于开始 NO 吸入治疗的 24～48h 内。两个 RCT 研究证实 NO 吸入并不能改善 ARDS 的病死率。因此，吸入 NO 不宜作为 ARDS 的常规治疗手段，仅在一般治疗无效的严重低氧血症时可考虑应用。

推荐意见 18：不推荐吸入 NO 作为 ARDS 的常规治疗（推荐级别：A 级）。

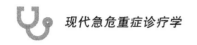

4.肺泡表面活性物质

ARDS 患者存在肺泡表面活性物质减少或功能丧失的情况，易引起肺泡塌陷。肺泡表面活性物质能降低肺泡表面张力，减轻肺炎症反应，阻止氧自由基对细胞膜的氧化损伤。目前肺泡表面活性物质的应用仍存在许多尚未解决的问题，如最佳用药剂量、具体给药时间、给药间隔和药物来源等。因此，尽管早期补充肺表面活性物质有助于改善氧合，但是还不能将其作为 ARDS 的常规治疗手段。有必要进一步研究，明确其对 ARDS 预后的影响。

5.前列腺素 E1

前列腺素 E（PCE,）不仅是血管活性药物，还具有免疫调节作用，可抑制巨噬细胞和中性粒细胞的活性，发挥抗炎作用。但是 PGE 没有组织特异性，静脉注射 PGE 会引起全身血管舒张，导致低血压。静脉注射 PGE 用于治疗 ALI/ARDS 目前已经完成了多个 RCT 研究，但无论是持续静脉注射 PGEI，还是间断静脉注射脂质体 PGE，与安慰剂组相比，PGE1 组在 28d 的病死率、机械通气时间和氧合等方面并无益处。虽然有研究报道，吸入型 PGE 可以改善氧合，但这需要进一步的 RCT 来研究证实。因此，只有在 ALI/ARDS 患者低氧血症难以纠正时，可以考虑吸入 PGEI 治疗。

6.N– 乙酰半胱氨酸和丙半胱氨酸

抗氧化剂 N– 乙酰半胱氨酸（NAC）和丙半胱氨酸（procysteine）通过提供合成谷胱甘肽（GSH）的前体物质半胱氨酸，提高细胞内 GSH 水平，依靠 GSH 氧化还原反应来清除体内氧自由基，从而减轻肺损伤。静脉注射 NAC 对 ALI 患者可以显著改善全身氧合和缩短机械通气时间。而近期在 ARDS 患者中进行的 Ⅱ 临床试验证实，NAC 有缩短肺损伤病程和阻止肺外器官衰竭的趋势，不能减少机械通气时间和降低病死率。丙半胱氨酸的 Ⅱ 、Ⅲ 期临床试验也证实不能改善 ARDS 患者预后。因此，尚无足够证据支持 NAC 等抗氧化剂用于治疗 ARDS。

7.环氧化酶抑制剂

布洛芬等环氧化酶抑制剂可抑制 ALI/ARDS 患者血栓素 A2 的合成，对炎症反应有强烈的抑制作用。小规模临床研究发现布洛芬可改善全身性感染患者的氧合与呼吸力学。对严重感染的临床研究也发现布洛芬可以降低体温、减慢心率和减轻酸中毒，但是亚组分析（ARDS 患者 130 例）显示，布洛芬既不能降低危重 ARDS 患者的患病率，也不能改善 ARDS 患者的 30d 生存率。因此，布洛芬等环氧化酶抑制剂尚不能用于 ALI/ARDS 的常规治疗。

8. 细胞因子单克隆抗体或拮抗药

炎症性细胞因子在 ALI/ARDS 发病中具有重要作用。动物实验应用单克隆抗体或拮抗药中和肿瘤坏死因子（TNF）、白细胞介素（IL）-1 和 IL-8 等细胞因子可明显减轻肺损伤，但多数临床试验获得阴性结果。细胞因子单克隆抗体或拮抗药是否能够用于 ALI/ARDS 的治疗，目前尚缺乏临床研究证据。因此，不推荐抗细胞因子单克隆抗体或拮抗药用于 ARDS 治疗。

9. 己酮可可碱及其衍化物利索茶碱

己酮可可碱（pentoxifylline）及其衍化物利索茶碱（lisofylline）均可抑制中性粒细胞的趋化和激活，减少促炎因子 TNFA、IL-1 和 IL-6 等释放，利索茶碱还可抑制氧自由基释放。但目前尚无 RCT 试验证实己酮可可碱对 ALI/ARDS 的疗效。因此，己酮可可碱或利索茶碱不推荐用于 ARDS 的治疗。

10. 重组人活化蛋白 C

重组人活化蛋白 C（rhAPC）具有抗血栓、抗炎和纤溶特性，已被试用于治疗严重感染。III 期临床试验证实，持续静脉注射 rhAPC24 μ g/（kg·h）×96h 可以显著改善重度严重感染患者（APACHE II ＞ 25）的预后。基于 ARDS 的本质是全身性炎症反应，且凝血功能障碍在 ARDS 发生中具有重要地位，rhAPC 有可能成为 ARDS 的治疗手段。但目前尚无证据表明 rhAPC 可用于 ARDS 治疗，当然在严重感染导致的重度 ARDS 患者，如果没有禁忌证，可考虑应用 rhAPC。rhAPC 高昂的治疗费用也限制了它的临床应用。

11. 酮康唑

酮康唑是一种抗真菌药，但可抑制白三烯和血栓素 A2 合成，同时还可抑制肺泡巨噬细胞释放促炎因子，有可能用于 ARDS 的治疗。但是目前没有证据支持酮康唑可用于 ARDS 的常规治疗，同时为避免耐药，对于酮康唑的预防性应用也应慎重。

12. 鱼油

鱼油富含 w-3 脂肪酸，如二十二碳六烯酸（DHA）、二十碳五烯酸（EPA）等，也具有免疫调节作用，可抑制二十烷花生酸样促炎因子释放，并促进 PGE1 生成。研究显示，通过肠道为 ARDS 患者补充 EPA、γ - 亚油酸和抗氧化剂，可使患者肺泡灌洗液内中性粒细胞减少，IL-8 释放受到抑制，病死率降低。对机械通气的 ALI 患者的研究也显示，肠内补充 EPA 和 γ - 亚油酸可以显著改善氧合和肺顺应性，明显缩短机械通气时间，但对生存率没有影响。

推荐意见 19：补充 EPA 和 γ - 亚油酸有助于改善 ALI/ARDS 患者氧合，缩短机械通气时间（推荐级别：C 级）。

第二节 重症哮喘

支气管哮喘（简称哮喘）是常见的慢性呼吸道疾病之一，近年来其患病率在全球范围内有逐年增加的趋势，参照《全球哮喘防治创议》（GINA）和我国 2008 年版《支气管哮喘防治指南》，将定义重新修订为：哮喘是由多种细胞包括气道的炎性细胞和结构细胞（如嗜酸性粒细胞、肥大细胞、T 淋巴细胞、中性粒细胞、平滑肌细胞、气道上皮细胞等）和细胞组分参与的气道慢性炎症性疾病。这种慢性炎症导致气道高反应性，通常出现广泛多变的可逆性气流受限，并引起反复发作性的喘息、气急、胸闷或咳嗽等症状，常在夜间和（或）清晨发作、加剧，多数患者可自行缓解或经治疗缓解。如果哮喘急性发作，虽经积极吸入糖皮质激素（≤ 1000 μg/d）和应用长效 β 受体激动药或茶碱类药物治疗数小时，病情不缓解或继续恶化；或哮喘呈暴发性发作，哮喘发作后短时间内即进入危重状态，则称为重症哮喘。如病情不能得到有效控制，可迅速发展为呼吸衰竭而危及生命，故需住院治疗。

一、病因和发病机制

（一）病因

哮喘的病因还不十分清楚，目前认为同时受遗传因素和环境因素的双重影响。

（二）发病机制

哮喘的发病机制不完全清楚，可能是免疫 - 炎症反应、神经机制和气道高反应性及其之间的相互作用。重症哮喘目前已经基本明确的发病因素主要有以下几种。

1. 诱发因素的持续存在

诱发因素的持续存在使机体持续地产生抗原－抗体反应，发生气道炎症、气道高反应性和支气管痉挛，在此基础上，支气管黏膜充血水肿、大量黏液分泌并形成黏液栓，阻塞气道。

2. 呼吸道感染

细菌、病毒及支原体等感染可引起支气管黏膜充血肿胀及分泌物增加，加重气道阻塞；某些微生物及其代谢产物还可以作为抗原引起免疫—炎症反应，使气道高反应性加重。

3. 糖皮质激素使用不当

长期使用糖皮质激素常常伴有下丘脑—垂体—肾上腺皮质轴功能抑制，突然减量或停用，可造成体内糖皮质激素水平的突然降低，造成哮喘的恶化。

4. 脱水、痰液黏稠、电解质紊乱

哮喘急性发作时，呼吸道丢失水分增加、多汗造成机体脱水，痰液黏稠不易咳出而阻塞大小气道，加重呼吸困难，同时由于低氧血症可使无氧酵解增加，酸性代谢产物增加，合并代谢性酸中毒，使病情进一步加重。

5. 精神心理因素

许多学者提出心理社会因素通过对中枢神经、内分泌和免疫系统的作用而导致哮喘发作，是使支气管哮喘发病率和死亡率升高的一个重要因素。

二、病理生理

重症哮喘的支气管黏膜充血水肿、分泌物增多甚至形成黏液栓，以及气道平滑肌的痉挛导致呼吸道阻力在吸气和呼气时均明显升高，小气道阻塞，肺泡过度充气，肺内残气量增加，加重吸气肌肉的负荷，降低肺的顺应性，PEEP 增大，导致吸气功耗增大。小气道阻塞，肺泡过度充气，相应区域毛细血管的灌注减低，引起肺泡通气 / 血流比例的失调，患者常出现低氧血症，多数患者表现为过度通气，通常 $PaCO_2$ 降低，若 $PaCO_2$ 正常或升高，应警惕呼吸衰竭的可能性或是否已经发生了呼吸衰竭。重症哮喘患者，若气道阻塞不迅速解除，潮气量将进行性下降，最终将会发生呼吸衰竭。哮喘发作持续不缓解，也可能出现血液循环

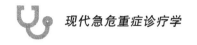

的紊乱。

三、临床表现

（一）症状

重症哮喘患者常出现极度严重的呼气性呼吸困难、被迫采取坐位或端坐呼吸，干咳或咳大量白色泡沫痰，不能讲话、紧张、焦虑、恐惧、大汗淋漓。

（二）体征

患者常出现呼吸浅快，呼吸频率＞30次/分，可有三凹征，呼气期两肺满布哮鸣音，也可不出现哮鸣音，即所谓的"寂静胸"；心率增快（＞120次/分），可有血压下降，部分患者出现奇脉、胸腹反常运动、意识障碍，甚至昏迷。

四、实验室检查和其他检查

（一）痰液检查

哮喘患者痰涂片显微镜下可见到较多嗜酸性粒细胞、脱落的上皮细胞。

（二）呼吸功能检查

哮喘发作时，呼气流速指标均显著下降，第1秒钟用力呼气容积（FEV₁）、第1秒钟用力呼气容积占用力肺活量比值（FEV₁/FVC%，即1秒率）及呼气峰值流速（PEF）均减少。肺容量指标可见用力肺活量减少、残气量增加、功能残气量和肺总量增加，残气占肺总量百分比增高。大多数成人哮喘患者呼气峰值流速＜50%预计值则提示重症发作，呼气峰值流速＜33%预计值提示危重或致命性发作，需做血气分析检查以监测病情。

（三）血气分析

由于气道阻塞且通气分布不均，通气/血流比例失衡，大多数重症哮喘患者有低氧血症，$PaO_2 < 8.0kPa$（60mmHg），少数患者 $PaO_2 < 6.0kPa$（45mmHg），过度通气可使 $PaCO_2$ 降低，pH值上升，表现为呼吸性碱中毒；若病情进一步发展，气道阻塞严重，可有缺氧及 CO_2 潴留，$PaCO_2$ 上升，血pH值下降，出现呼

吸性酸中毒；若缺氧明显，可合并代谢性酸中毒。$PaCO_2$ 正常往往是哮喘恶化的指标，高碳酸血症是哮喘危重的表现，须给予足够的重视。

（四）胸部 X 线检查

早期哮喘发作时可见两肺透亮度增强，呈过度充气状态，并发呼吸道感染时可见肺纹理增加及炎性浸润阴影。重症哮喘要注意气胸、纵隔气肿及肺不张等并发症的存在。

（五）心电图检查

重症哮喘患者心电图常表现为窦性心动过速、电轴右偏，偶见肺性 P 波。

五、诊断

（一）哮喘的诊断标准

（1）反复发作喘息、气急、胸闷或咳嗽，多与接触变应原、冷空气、物理、化学性刺激，以及病毒性上呼吸道感染、运动等有关。

（2）发作时双肺可闻及散在或弥漫性、以呼气相为主的哮鸣音，呼气相延长。

（3）上述症状和体征可经治疗缓解或自行缓解。

（4）除外其他疾病所引起的喘息、气急、胸闷和咳嗽。

（5）临床表现不典型者（如无明显喘息或体征），应至少具备以下 1 项试验阳性：①支气管激发试验或运动激发试验阳性；②支气管舒张试验阳性，第 1 秒用呼气容积增加 ≥ 12%，且第 1 秒用呼气容积增加绝对值 ≥ 200mL；③呼气峰值流速日内（或 2 周）变异率 ≥ 20%。

符合（1）～（4）条或（4）～（5）条者，可以诊断为哮喘。

（二）哮喘的分期及分级

根据临床表现，哮喘可分为急性发作期、慢性持续期和临床缓解期。急性发作是指喘息、气促、咳嗽、胸闷等症状突然发生，或原有症状急剧加重，常伴有呼吸困难，以呼气流量降低为其特征，常因接触变应原、刺激物或呼吸道感染诱发。哮喘急性发作时病情严重程度可分为轻度、中度、重度、危重四级（表6-2）。

表6-2　哮喘急性发作时病情严重程度的分级

临床特点	轻度	中度	重度	危重
气短	步行、上楼时	稍事活动	休息时	
体位	可平卧	喜坐位	端坐呼吸	
谈话方式	连续成句	常有中断	仅能说出字和词	不能说话
精神状态	可有焦虑或尚安静	时有焦虑或烦躁	常有焦虑、烦躁	嗜睡、意识模糊
出汗	无	有	大汗淋漓	
呼吸频率（次/分）	轻度增加	增加	＞30	
辅助呼吸肌活动及三凹征	常无	可有	常有	胸腹矛盾运动
哮鸣音	散在，呼气末期	响亮、弥漫	响亮、弥漫	减弱、甚至消失
脉率（次/分）	＜100	100～120	＞120	脉率变慢或不规则
奇脉（深吸气时收缩压下降，kPa）	无，＜1.3	可有，1.3～3.3	常有，＞3.3	无
使用受体激动药后呼气峰值流速占预计值或个人最佳值%	＞80%	60%～80%	＜60%或＜100L/min 或作用时间＜2h	
PaO_2（吸空气，kPa）	正常	≥8	＜8	＜8
$PaCO_2$（kPa）	＜45	≤6	6	＞6
SaO_2（吸空气，%）	＞95	91～95	≤90	≤90
pH值				降低

六、鉴别诊断

（一）左侧心力衰竭引起的喘息样呼吸困难

（1）患者多有高血压、冠状动脉粥样硬化性心脏病、风湿性心脏病和二尖瓣狭窄等病史和体征。

（2）阵发性咳嗽，咳大量粉红色泡沫痰，两肺可闻及广泛的湿啰音和哮鸣音，左心界扩大，心率增快，心尖部可闻及奔马律。

（3）胸部 X 线及心电图检查符合左心病变。

（4）鉴别困难时，可雾化吸入 β 受体激动药或静脉注射氨茶碱缓解症状后，进一步检查，忌用肾上腺素或吗啡，以免造成危险。

（二）慢性阻塞性肺疾病

（1）中老年人多见，起病缓慢、病程较长，多有长期吸烟或接触有害气体的病史。

（2）慢性咳嗽、咳痰，晨间咳嗽明显，气短或呼吸困难逐渐加重。有肺气肿体征，两肺可闻及湿啰音。

（3）慢性阻塞性肺疾病急性加重期和哮喘区分有时十分困难，用支气管扩张药和口服或吸入激素做治疗性试验可能有所帮助。慢性阻塞性肺疾病也可与哮喘合并同时存在。

（三）上气道阻塞

（1）呼吸道异物者有异物吸入史。

（2）中央型支气管肺癌、气管支气管结核、复发性多软骨炎等气道疾病，多有相应的临床病史。

（3）上气道阻塞一般出现吸气性呼吸困难。

（4）胸部 X 线摄片、CT、痰液细胞学或支气管镜检查有助于诊断。

（5）平喘药物治疗效果不佳。

此外，应和变态反应性肺浸润、自发性气胸等相鉴别。

七、急诊处理

哮喘急性发作的治疗取决于发作的严重程度及对治疗的反应。对于具有哮喘相关死亡高危因素的患者，应给予高度重视。高危患者包括：①曾经有过气管插管和机械通气的濒于致死性哮喘的病史；②在过去 1 年中因为哮喘而住院或看急诊；③正在使用或最近刚刚停用口服糖皮质激素；④目前未使用吸入糖皮质激

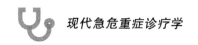

素；⑤过分依赖速效 β 受体激动药，特别是每月使用沙丁胺醇（或等效药物）超过 1 支的患者；⑥有心理疾病或社会心理问题，包括使用镇静药；⑦有对哮喘治疗不依从的历史。

（一）轻度和部分中度急性发作哮喘患者可在家庭中或社区中治疗

治疗措施主要为重复吸入速效 β 受体激动药，在第 1h 每次吸入沙丁胺醇 100 ～ 200μg 或特布他林 250 ～ 500μg，必要时重复吸入，频率为 1 次 /20min，随后根据治疗反应，轻度调整为 3 ～ 4h 再用 2 ～ 4 喷，中度 1 ～ 2h 用 6 ～ 10 喷。如果对吸入性 β 受体激动药反应良好（呼吸困难显著缓解，呼气峰值流速占预计值＞ 80% 或个人最佳值，且疗效维持 3 ～ 4h），通常不需要使用其他药物。如果治疗反应不完全，尤其是在控制性治疗的基础上发生的急性发作，应尽早口服糖皮质激素（如甲泼尼松 0.5 ～ 1mg/kg 或等效剂量的其他激素），必要时到医院就诊。

（二）部分中度和所有重度急性发作均应到急诊室或医院治疗

1. 联合雾化吸入 β 受体激动药和抗胆碱能药物

β 受体激动药通过对气道平滑肌和肥大细胞等细胞膜表面的 β 受体的作用，舒张气道平滑肌、减少肥大细胞脱颗粒和介质的释放等，缓解哮喘症状。重症哮喘时应重复使用速效 β 受体激动药，推荐初始治疗时连续雾化给药，随后根据需要间断给药（6 次 / 天）。雾化吸入抗胆碱药物，如溴化异丙托品（常用剂量为 50 ～ 125μg，3 ～ 4 次 / 天）、溴化氧托品等可阻断节后迷走神经传出支，通过降低迷走神经张力而舒张支气管，与 β 受体激动药联合使用具有协同、互补作用，能够取得更好的支气管舒张作用。

2. 静脉使用糖皮质激素

糖皮质激素是最有效的控制气道炎症的药物，重度哮喘发作时应尽早静脉使用糖皮质激素，特别是对吸入速效 β 受体激动药初始治疗反应不完全或疗效不能维持者。如静脉及时给予琥珀酸氢化可的松（400 ～ 1000mg/d）或甲泼尼龙（80 ～ 160mg/d），分次给药，待病情得到控制和缓解后，改为口服给药（如静脉使用激素 2 ～ 3d，继之以口服激素 3 ～ 5d），静脉给药和口服给药的序贯疗法有可能减少激素用量和不良反应。

3. 静脉使用茶碱类药物

茶碱具有舒张支气管平滑肌作用，并具有强心、利尿、扩张冠状动脉、兴奋呼吸中枢和呼吸肌等作用。临床上在治疗重症哮喘时静脉使用茶碱作为症状缓解药，静脉注射氨茶碱 [首次剂量为 4～6mg/kg，注射速度不宜超过 0.25mg/（kg·min），静脉滴注维持剂量为 0.6～0.8mg/（kg·h）]，茶碱可引起心律失常、血压下降，甚至死亡，其有效、安全的血药浓度范围应在 6～15μg/mL，在有条件的情况下应监测其血药浓度，及时调整浓度和滴速。发热、妊娠，抗结核治疗可以降低茶碱的血药浓度；而肝疾患、充血性心力衰竭，以及合用西咪替丁（甲氰咪胍）、喹诺酮类、大环内酯类药物等可影响茶碱代谢而使其排泄减慢，增加茶碱的毒性作用，应引起重视，并酌情调整剂量。

4. 静脉使用 β 受体激动药

平喘作用较为迅速，但因全身不良反应的发生率较高，国内较少使用。

5. 氧疗

为使 $SaO_2 \geq 90\%$，吸氧浓度一般 30% 左右，必要时增加至 50%，如有严重的呼吸性酸中毒和肺性脑病，吸氧浓度应控制在 30% 以下。

6. 气管插管机械通气

重度和危重哮喘急性发作经过氧疗、全身应用糖皮质激素、β 受体激动药等治疗，临床症状和肺功能无改善，甚至继续恶化，应及时给予机械通气治疗，其指征主要包括意识改变、呼吸肌疲劳、$PaCO_2 \geq 6.0kPa$（45mmHg）等。可先采用经鼻（面）罩无创机械通气，若无效应及早行气管插管机械通气。哮喘急性发作机械通气需要较高的吸气压，可使用适当水平的呼气末正压治疗。如果需要过高的气道峰压和平台压才能维持正常通气容积，可试用允许性高碳酸血症通气策略以减少呼吸机相关肺损伤。

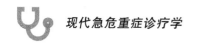

第三节　重症肺炎

肺炎是指终末气道、肺泡和肺间质的炎症，可由病原微生物、理化因素、免疫损伤、过敏及药物所致。细菌性肺炎是最常见的肺炎，也是最常见的感染性疾病之一。

目前肺炎按患病环境分成社区获得性肺炎（community-acquired pneumonia，CAP）和医院获得性肺炎（hospital-acquired pneumonia，HAP）。CAP 是指在医院外罹患的感染性肺实质炎症，包括具有明确潜伏期的病原体感染而在入院后平均潜伏期内发病的肺炎。HAP 亦称医院内肺炎（nosocomial pneumonia，NP），是指患者入院时不存在，也不处于潜伏期，而于入院 48h 后在医院（包括老年护理院、康复院等）内发生的肺炎。HAP 还包括 VAP 和卫生保健相关性肺炎（healthcare associated pneumonia，HCAP）。CAP 和 HAP 年发病率分别为 12/1000 人口和 5/1000 ～ 10/1000 住院患者，近年发病率有增加的趋势。肺炎病死率门诊肺炎患者 < 1% ～ 5%，住院患者平均为 12%，入住重症监护病房（ICU）者约 40%。发病率和病死率高的原因与社会人口老龄化、吸烟、伴有基础疾病和免疫功能低下有关，如慢性阻塞性肺病、心力衰竭、肿瘤、糖尿病、尿毒症、神经疾病、药瘾、嗜酒、艾滋病、久病体衰、大型手术、应用免疫抑制剂和器官移植等。此外，亦与病原体变迁、耐药菌增加、HAP 发病率增加、病原学诊断困难、不合理使用抗生素和部分人群贫困化加剧等有关。

重症肺炎至今仍无普遍认同的定义，需入住 ICU 者可认为是重症肺炎。目前一般认为，如果肺炎患者的病情严重到需要通气支持（急性呼吸衰竭、严重气体交换障碍伴高碳酸血症或持续低氧血症）、循环支持（血流动力学障碍、外周低灌注）及加强监护治疗（肺炎引起的脓毒症或基础疾病所致的其他器官功能障碍）时可称为重症肺炎。

一、病因和发病机制

正常的呼吸道免疫防御机制（支气管内黏液–纤毛运载系统、肺泡巨噬细胞等细胞防御的完整性等）使气管隆凸以下的呼吸道保持无菌。是否发生肺炎决定于两个因素：病原体和宿主因素。如果病原体数量多，毒力强和（或）宿主呼吸道局部和全身免疫防御系统损害，即可发生肺炎。病原体可通过下列途径引起社区获得性肺炎：①空气吸入；②血行播散；③邻近感染部位蔓延；④上呼吸道定植菌的误吸。医院获得性肺炎还可通过误吸胃肠道的定植菌（胃食管反流）和人工气道吸入环境中的致病菌引起。病原体直接抵达下呼吸道后，滋生繁殖，引起肺泡毛细血管充血、水肿，肺泡内纤维蛋白渗出及细胞浸润。

二、诊断

（一）临床表现特点

1.社区获得性肺炎

（1）新近出现的咳嗽、咳痰或原有呼吸道疾病症状加重，并出现脓性痰，伴或不伴胸痛。

（2）发热。

（3）肺实变体征和（或）闻及湿性啰音。

（4）白细胞 $> 10 \times 10^9/L$ 或 $< 4 \times 10^9/L$，伴或不伴细胞核左移。

（5）胸部 X 线检查显示片状、斑片状浸润性阴影或间质性改变，伴或不伴胸腔积液。

以上 1～4 项中任何 1 项加第 5 项，除外非感染性疾病可做出诊断。CAP 常见病原体为肺炎链球菌、支原体、衣原体、流感嗜血杆菌和呼吸病毒（甲、乙型流感病毒，腺病毒、呼吸道合胞病毒和副流感病毒）等。

2.医院获得性肺炎

住院患者 X 线检查出现新的或进展的肺部浸润影加上下列 3 个临床症候中的 2 个或以上可以诊断为肺炎。

（1）发热超过 38℃。

（2）血白细胞增多或减少。

（3）脓性气道分泌物。

HAP 的临床表现、实验室和影像学检查特异性低，应注意与肺不张、心力衰竭和肺水肿、基础疾病肺侵犯、药物性肺损伤、肺栓塞和急性呼吸窘迫综合征等相鉴别。无感染高危因素患者的常见病原体依次为肺炎链球菌、流感嗜血杆菌、金葡菌、大肠埃希菌、肺炎克雷伯杆菌等；有感染高危因素患者为金葡菌、铜绿假单胞菌、肠杆菌属、肺炎克雷伯杆菌等。

（二）重症肺炎的诊断标准

不同国家制定的重症肺炎的诊断标准有所不同，各有优缺点，但一般均注重对客观生命体征、肺部病变范围、器官灌注和氧合状态的评估，临床医师可根据具体情况选用。以下列出目前常用的几项诊断标准。

1. 中华医学会呼吸病学分会 2006 年颁布的重症肺炎诊断标准

（1）意识障碍。

（2）呼吸频率 ≥ 30 次 / 分。

（3）PaO_2 < 8.0kPa（60mmHg）、氧合指数（PaO_2/FiO_2）< 39.90kPa（300mmHg），需行机械通气治疗。

（4）动脉收缩压 < 12.0kPa（90mmHg）。

（5）并发脓毒性休克。

（6）X 线胸片显示双侧或多肺叶受累，或入院 48h 内病变扩大 ≥ 50%。

（7）少尿：尿量 < 20mL/h，或 < 80mL/4h，或急性肾衰竭需要透析治疗。

符合 1 项或以上者可诊断为重症肺炎。

2. 美国感染病学会（IDSA）和美国胸科学会（ATS）2007 年新修订的诊断标准

（1）主要标准：①需要有创通气治疗。②脓毒性休克需要血管收缩剂。

（2）次要标准：①呼吸频率 ≥ 30 次 / 分；② PaO_2/FiO_2 ≤ 250；③多叶肺浸润；④意识障碍 / 定向障碍；⑤尿毒症（BUN ≥ 7.14mmol/L）；⑥白细胞减少（白细胞 < 4×10⁹/L）；⑦血小板减少（血小板 < 10×10⁹/L）；⑧低体温（< 36℃）。⑨低血压需要紧急的液体复苏。

符合 1 项主要标准或 3 项或以上次要标准可认为是重症肺炎，需要入住ICU。

说明：其他指标也可认为是次要标准，包括低血糖（非糖尿病患者）、急性

酒精中毒 / 酒精戒断、低钠血症、不能解释的代谢性酸中毒或乳酸升高、肝硬化或无脾。需要无创通气也可等同于次要标准中的①和②。白细胞减少仅系感染引起。

3. 英国胸科学会（BTS）2001 年制订的 CURB（confusion，urea，respiratory rate and blood pressure，CURB）标准

标准一：

存在以下 4 项核心标准的 2 项或以上即可诊断为重症肺炎：①新出现的意识障碍；②尿素氮（BUN）> 7mmol/L ；③呼吸频率 ≥ 30 次 / 分；④收缩压 < 12.0kPa（90mmHg）或舒张压 ≤ 8.0kPa（60mmHg）。

标准二：

（1）存在上述 4 项核心标准中的 1 项且存在以下 2 项附加标准时须考虑有重症倾向。附加标准包括：① PaO_2 < 8 .0kPa（60mmHg）/SaO_2 < 92%（任何 FiO_2）；②胸片提示双侧或多叶肺炎。

（2）不存在核心标准但存在 2 项附加标准并同时存在以下 2 项基础情况时也须考虑有重症倾向。基础情况包括：①年龄 ≥ 50 岁。②存在慢性基础疾病。

如存在标准二中（1）（2）两种有重症倾向的情况时需结合临床进行进一步评判。在（1）情况下需至少 12 h 后进行一次再评估。

CURB 标准比较简单、实用，应用起来较为方便。

CURB-65 即改良的 CURB 标准，标准在符合下列 5 项诊断标准中的 3 项或以上时即考虑为重症肺 炎，需考虑收入 ICU 治疗：①新出现的意识障碍；② BUN > 7mmol/L ；③呼吸频率 ≥ 30 次 / 分；④收缩压 < 12.0kPa（90mmHg）或舒张压 ≤ 8.0kPa（60 mmHg）；⑤年龄 ≥ 65 岁。

（三）严重度评价

评价肺炎病情的严重程度对于决定在门诊或入院治疗甚或 ICU 治疗至关重要。肺炎临床的严重性 决定于 3 个主要因素：局部炎症程度、肺部炎症的播散和全身炎症反应。除此之外，患者如有下列其他危险因素会增加肺炎的严重度和死亡危险。

1. 病史

年龄 > 65 岁；存在基础疾病或相关因素，如慢性阻塞性肺疾病（COPD）、

糖尿病、充血性心力衰竭、慢性肾功能不全、慢性肝病、一年内住过院、疑有误吸、神志异常、脾切除术后状态、长期嗜酒或营养不良。

2.体征

呼吸频率＞30次/分；脉搏≥120次/分；血压＜12.0/8.0kPa（90/60mmHg）；体温≥40℃或≤35℃；意识障碍；存在肺外感染病灶如败血症、脑膜炎。

3.实验室和影像学异常

白细胞＞20×10^9/L 或＜$4 \times 10°$/L，或中性粒细胞计数＜1×10^9/L；呼吸空气时 PaO_2＜8.0kPa（60mmHg）、PaO_2/FiO_2＜39.9kPa（300mmHg），或 $PaCO_2$＞6.7kPa（50mmHg）；血肌酐＞106μmol/L 或 BUN＞7.1mmol/L；血红蛋白＜90g/L 或血细胞比容＜30%；血浆清蛋白＜25g/L；败血症或 DIC 的证据，如血培养阳性、代谢性酸中毒、凝血酶原时间和部分凝血活酶时间延长、血小板减少；X 线胸片病变累及一个肺叶以上、出现空洞、病灶迅速扩散或出现胸腔积液。

为使临床医师更精确地做出入院或门诊治疗的决策，近几年用评分方法作为定量的方法在临床上得到了广泛的应用。肺炎患者预后研究小组（pneumonia outcomes research team，PORT）评分系统（表6-3）是目前常用的评价 CAP 严重度及判断是否必须住院的评价方法，其也可用于预测 CAP 患者的病死率。

其预测死亡风险分级如下：1～2级，≤70分，病死率0.1%～0.6%；3级，71～90分，病死率0.9%；4级，91～130分，病死率9.3%；5级，＞130分，病死率27.0%。PORT 评分系统因可以避免过度评价肺炎的严重度而被推荐使用，即其可保证一些没必要住院的患者在院外治疗。

表6-3　PORT 评分系统

患者特征	分值	患者特征	分值	患者特征	分值
年龄		脑血管疾病	10	实验室和放射学检查	
男性	−10	肾脏疾病	10	pH 值＜7.35	30
女性	+10	体格检查		BUN＞11mmol/L（＞30mg/dL）	20
住护理院		神志改变	20	Na+＜130mmol/L	20
并存疾病		呼吸频率＞30次/分	20	葡萄糖＞14mmol/L（＞250mg/dL）	

患者特征	分值	患者特征	分值	患者特征	分值
肿瘤性疾病	30	收缩血压 < 12.0kPa（90mmHg）	20	血细胞比容 < 30%	10
肝脏疾病	20	体温 < 35℃或 > 40℃	15	PaO$_2$ < 8.0kPa（60mmHg）	10
充血性心力衰竭	10	脉率 > 12 次 / 分	10	胸腔积液	10

为避免评价 CAP 肺炎患者的严重度不足，可使用改良的 BTS 重症肺炎标准：呼吸频率 ≥ 30 次 / 分，舒张压 ≤ 8.0kPa（60mmHg），BUN > 6.8mmol/L，意识障碍。四个因素中存在两个可确定患者的死亡风险更高。此标准因简单易用，且能较准确地确定 CAP 的预后而被广泛应用。

临床肺部感染积分（clinical pulmonary infection score, CPIS）（表 6-4）则主要用于 HAP 包括 VAP 的诊断和严重度判断，也可用于监测治疗效果。此积分从 0 ～ 12 分，积分 6 分时一般认为有肺炎。

表 6-4 临床肺部感染积分评分表

参数	标准	分值
体温	≥ 36.5℃，≤ 38.4℃	0
	≥ 38.5℃ ～ 38.9℃	1
	≥ 39℃，或 ≤ 36℃	2
白细胞计数（×10^9）	≥ 4.0，≤ 11.0	0
	< 4.0，> 11，0	1
	杆状核白细胞	2
气管分泌物	< 14+ 吸引	0
	≥ 14+ 吸引	1
	脓性分泌物	2
氧合指数（PaO$_2$/FiO$_2$）	> 240 或急性呼吸窘迫综合征	0
	≤ 240	2
胸部 X 线	无渗出	0
	弥漫性渗出	1
	局部渗出	2
半定量气管吸出物培养（0，1+，2+，3+）	病原菌 ≤ 1+ 或无生长	0
	病原菌 ≥ 1+	1
	革兰氏染色发现与培养相同的病原菌	2

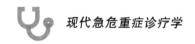

三、治疗

（一）临床监测

1. 体征监测

监测重症肺炎的体征是一项简单、易行和有效的方法，患者往往有呼吸频率和心率加快、发绀、肺部病变部位湿啰音等症状。目前多数指南都把呼吸频率加快（≥ 30 次 / 分）作为重症肺炎诊断的主要或次要标准。意识状态也是监测的重点，神志模糊、意识不清或昏迷提示重症肺炎可能性。

2. 氧合状态和代谢监测

PaO_2、PaO_2/FiO_2、pH、混合静脉血氧分压（PvO_2）、胃张力测定、血乳酸测定等都可对患者的氧合状态进行评估。单次的动脉血气分析一般仅反映患者瞬间的氧合情况；重症患者或有病情明显变化者应进行系列血气分析或持续动脉血气监测。

3. 胸部影像学监测

重症肺炎患者应进行系列 X 线胸片监测，主要目的是及时了解患者的肺部病变是进展还是好转，是否合并有胸腔积液、气胸，是否发展为肺脓肿、ARDS 等。检查的频度应根据患者的病情而定，如要了解病变短期内是否增大，一般每隔 48h 进行一次检查评价；如患者临床情况突然恶化（呼吸窘迫、严重低氧血症等），在不能除外合并气胸或进展至 ARDS 时，应短期内复查；而当患者病情明显好转及稳定时，一般可在 10 ～ 14d 后复查。

4. 血流动力学监测

重症肺炎患者常伴有脓毒症，可引起血流动力学的改变，故应密切监测患者的血压和尿量。这 2 项指标比较简单、易行，且非常可靠，应作为常规监测的指标。中心静脉压的监测可用于指导临床补液量和补液速度。部分重症肺炎患者可并发中毒性心肌炎或 ARDS，如临床上难于区分时应考虑行漂浮导管检查。

5. 器官功能监测

包括对脑功能、心功能、肾功能、胃肠功能、血液系统功能等进行相应的血液生化和功能检查。一旦发现异常，要积极处理，注意防止 MODS 的发生。

6. 血液监测

包括对外周血白细胞计数、C- 反应蛋白、降钙素原、血培养等进行相应的检查。

（二）抗生素治疗

经验性联合应用抗生素治疗重症肺炎的理论依据是联合应用能够覆盖可能的微生物并预防耐药的发生。对于铜绿假单胞菌肺炎，联用 β 内酰胺类和氨基糖苷类具有潜在的协同作用，优于单药治疗；然而氨基糖苷类抗生素的抗菌谱窄，毒性大，特别是对于老年患者，其肾损害的发生率比较高。临床应用氨基糖苷类时要注意其为浓度依赖性抗生素，一般要用足够剂量、提高峰药浓度以提高疗效，同时也应避免与毒性相关的谷浓度的升高。在监测药物的峰浓度时，庆大霉素和妥布霉素 > 7μg/mL，或阿米卡星 > 28μg/mL 的效果较好。氨基糖苷类的另一个不足是对支气管分泌物的渗透性较差，仅能达到血药浓度的 40%。此外，肺炎患者的支气管分泌物 pH 值较低，在这种环境下许多抗生素活性都降低。因此，有时联合应用氨基糖苷类抗生素并不能增加疗效，反而增加了肾毒性。

目前对于重症肺炎，抗生素的单药治疗也已得到临床医师的重视。新的头孢菌素、碳青霉烯类、其他 β 内酰胺类和氟喹诺酮类抗生素由于抗菌效力强、广谱，并且耐细菌 β 内酰胺酶，故可用于单药治疗。即使对于重症 HAP，只要不是耐多药的病原体，如铜绿假单胞菌、不动杆菌和耐甲氧西林金葡菌（MRSA）等，仍可考虑抗生素的单药治疗。对重症 VAP 有效的抗生素一般包括亚胺培南、美罗培南、头孢吡肟和哌拉西林 / 他唑巴坦。对于重症肺炎患者来说，临床上的初始治疗常联用多种抗生素，在获得细菌培养结果后，如果没有高度耐药的病原体就可以考虑转为针对性的单药治疗。

临床上一般认为不适合单药治疗的情况包括：①可能感染革兰氏阳性、革兰氏阴性菌和非典型病原体的重症 CAP；②怀疑铜绿假单胞菌或肺炎克雷伯杆菌的菌血症；③可能是金葡菌和铜绿假单胞菌感染的 HAP。三代头孢菌素不应用于单药治疗，因其在治疗中易诱导肠杆菌属细菌产生 β 内酰胺酶而导致耐药发生。

对于重症 VAP 患者，如果为高度耐药病原体所致的感染则联合治疗是必要的。目前有 3 种联合用药方案。① β 内酰胺类联合氨基糖苷类：在抗铜绿假单胞菌上有协同作用，但也应注意前面提到的氨基糖苷类的毒性作用。② 2 个 β 内酰胺类联合使用：因这种用法会诱导出对两种药同时耐药的细菌，故虽然有过成功治疗的报道，仍不推荐使用。③β 内酰胺类联合氟喹诺酮类：虽然没有抗菌协同作用，但也没有潜在的拮抗作用；氟喹诺酮类对呼吸道分泌物穿透性很好，对其疗效有潜在的正面影响。

对于铜绿假单胞菌所致的重症肺炎，联合治疗往往是必要的。抗假单胞菌的β 内酰胺类抗生素包括青霉素类的哌拉西林、阿洛西林、氨苄西林、替卡西林、阿莫西林；第三代头孢菌素类的头孢他啶、头孢哌酮；第四代头孢菌素类的头孢吡肟；碳青霉烯类的亚胺培南、美罗培南；单酰胺类的氨曲南（可用于青霉素类过敏的患者）；β 内酰胺类/β 内酰胺酶抑制剂复合剂的替卡西林/克拉维酸钾、哌拉西林/他唑巴坦。其他的抗假单胞菌抗生素还有氟喹诺酮类和氨基糖苷类。

1. 重症 CAP 的抗生素治疗

重症 CAP 患者的初始治疗应针对肺炎链球菌（包括耐药肺炎链球菌）、流感嗜血杆菌、军团菌和其他非典型病原体，对于某些有危险因素的患者还应针对为肠道革兰氏阴性菌属包括铜绿假单胞菌的感染。无铜绿假单胞菌感染危险因素的 CAP 患者可使用 β 内酰胺类联合大环内酯类或氟喹诺酮类（如左氧氟沙星、加替沙星、莫西沙星等）。因目前为止还没有确立单药治疗重症 CAP 的方法，所以很难确定其安全性、有效性（特别是并发脑膜炎的肺炎）或用药剂量。可用于重症 CAP 并经验性覆盖耐药肺炎链球菌的 β 内酰胺类抗生素有头孢曲松、头孢噻肟、亚胺培南、美罗培南、头孢吡肟、氨苄西林/舒巴坦或哌拉西林/他唑巴坦。目前高达 40% 的肺炎链球菌对青霉素或其他抗生素耐药，其机制不是 β 内酰胺酶介导而是青霉素结合蛋白的改变。虽然不少 β 内酰胺类和氟喹诺酮类抗生素对这些病原体有效，但对耐药肺炎链球菌肺炎并发脑膜炎的患者应使用万古霉素治疗。如果患者有假单胞菌感染的危险因素（如支气管扩张、长期使用抗生素、长期使用糖皮质激素）应联合使用抗假单胞菌抗生素并应覆盖非典型病原体，如环丙沙星加抗假单胞菌 β 内酰胺类，或抗假单胞菌 β 内酰胺类加氨基糖苷类加大环内酯类或氟喹诺酮类。

临床上选取任何治疗方案都应根据当地抗生素耐药的情况、流行病学和细菌培养及实验室结果进行调整。关于抗生素的治疗疗程目前也很少有资料可供参考，应考虑感染的严重程度，菌血症、多器官功能衰竭、持续性全身炎症反应和损伤等。一般来说，根据疾病的严重程度和宿主免疫抑制的状态，肺炎链球菌肺炎疗程为 7 ~ 10d，军团菌肺炎的疗程需要 14 ~ 21d。ICU 的大多数治疗都是通过静脉途径的，但近期的研究表明只要病情稳定、没有发热，即使是危重患者，3d 静脉给药后亦可转为口服治疗，即序贯或转换治疗。转换为口服治疗的药物可选择氟喹诺酮类，因其生物利用度高，口服治疗也可达到同静脉给药一样的血药浓度。

由于嗜肺军团菌在重症 CAP 的相对重要性，应特别注意其治疗方案。虽然目前有很多体外有抗军团菌活性的药物，但在治疗效果上仍缺少前瞻性和可供随机对照研究的资料。回顾性的资料和长期临床经验支持使用红霉素 4g/d 治疗住院的军团菌肺炎患者。多肺叶病变、器官功能衰竭或严重免疫抑制的患者，在治疗的前 3 ～ 5d 应加用利福平。其他大环内酯类（克拉霉素和阿奇霉素）也有效。除上述之外可供选择的药物还有氟喹诺酮类（环丙沙星、左氧氟沙星、加替沙星、莫西沙星）或多西环素。氟喹诺酮类在治疗军团菌肺炎的动物模型中特别有效。

2. 重症 HAP 的抗生素治疗

HAP 应根据患者的情况和最可能的病原体而采取个体化治疗。对于早发的（住院 4d 内起病者）重症肺炎患者而没有特殊病原体感染危险因素者，应针对"常见病原体"治疗。这些病原体包括肺炎链球菌、流感嗜血杆菌、甲氧西林敏感的金葡菌和非耐药的革兰氏阴性细菌。抗生素可选择第二代、第三代、第四代头孢菌素、β 内酰胺类 /β 内酰胺酶抑制剂复合剂、氟喹诺酮类或联用克林霉素和氨曲南。

对于在任何时间起病、有特殊病原体感染危险因素的轻中症肺炎患者，有感染"常见病原体"和其他病原体危险者，应通过评估危险因素来指导治疗：如果有近期腹部手术或明确的误吸史，应注意厌氧菌，可在主要抗生素基础上加用克林霉素或单用 β 内酰胺类 /β 内酰胺酶抑制剂复合剂；如果患者有昏迷或有头部创伤、肾衰竭或糖尿病史，应注意金葡菌感染，需针对性选择有效的抗生素；如果患者起病前使用过大剂量的糖皮质激素，或近期有抗生素使用史，或长期 ICU 住院史，即使患者的 HAP 并不严重，也应经验性治疗耐药病原体。治疗方法是联用两种抗假单胞菌抗生素，如果气管抽吸物革兰氏染色见阳性球菌还需加用万古霉素（或可使用利奈唑胺或奎奴普丁 / 达福普汀）。所有的患者，特别是气管插管的 ICU 患者，经验性用药必须持续到痰培养结果出来之后。如果无铜绿假单胞菌或其他耐药革兰氏阴性细菌感染，则可根据药敏情况使用单一药物治疗。非耐药病原体的重症 HAP 患者可用任何以下单一药物治疗：亚胺培南、美罗培南、哌拉西林 / 他唑巴坦或头孢吡肟。

ICU 中 HAP 的治疗也应根据当地抗生素敏感情况，以及当地经验和对某些抗生素的偏爱而调整。每个 ICU 都有它自己的微生物药敏情况，而且这种情况随时间而变化，因而有必要经常更新经验用药的策略。经验用药中另一个需要考虑的是"抗生素轮换"策略，它是指标准经验治疗过程中有意更改抗生素使细菌暴露于不同的抗生素中，从而减少抗生素耐药的选择性压力，以达到减少耐药病原体感染发生率的目的。"抗生素轮换"策略目前仍在研究之中，还有不少问题未能明确，包括每个用药循环应该持续多久，应用什么药物进行循环，这种方法在内科和外科患者的有效性分别有多高，循环药物是否应该在针对革兰氏阳性细菌的同时也针对革兰氏阴性细菌等。

在某些患者中，雾化吸入这种局部治疗可用以弥补全身用药的不足。氨基糖苷类雾化吸入可能有一定的益处，但只用于革兰氏阴性细菌肺炎全身治疗无效者。多黏菌素雾化吸入也可用于耐药铜绿假单胞菌的感染。

对于初始经验治疗失败的患者，应该考虑其他感染性或非感染性的诊断，包括肺曲霉感染。对持续发热并有持续或进展性肺部浸润的患者可经验性使用两性霉素 B。虽然传统上应使用开放肺活检来确定其最终诊断，但临床上是否活检仍应个体化。临床上还应注意其他的非感染性肺部浸润的可能性。

（三）支持治疗

支持治疗主要包括液体补充、改善血流动力学、通气和营养支持，起到稳定患者状态的作用，而更直接的治疗仍需要针对患者的基础病因。流行病学证据显示营养不良影响肺炎的发病和危重患者的预后。同样，临床资料也支持肠内营养可以预防肺炎的发生，特别是对于创伤的患者。对于严重脓毒症和多器官功能衰竭的分解代谢旺盛的重症肺炎患者，在起病 48h 后应开始经肠内途径进行营养支持，一般把导管插入到空肠进行喂养以避免误吸；如果使用胃内喂养，最好是维持患者半卧体位以减少误吸的风险。

（四）胸部理疗

拍背、体位引流和振动可以促进黏痰排出的效果尚未被证实。胸部理疗广泛应用的局限在于：①其有效性未被证实，特别是不能减少患者的住院时间；②费用高，需要专人使用；③有时引起 PaO_2 的下降。目前的经验是胸部理疗对于脓痰过多（> 30mL/d）或因严重呼吸肌疲劳而不能有效咳嗽的患者是最为有用的，例如对囊性纤维化、COPD 和支气管扩张的患者。

使用自动化病床的侧翻疗法，有时加以振动叩击，是一种有效地预防外科创伤及内科患者肺炎的方法，但其地位仍不确切。

（五）促进痰液排出

雾化和湿化可降低痰的黏度，因而可改善不能有效咳嗽患者的排痰，然而雾化产生的大多水蒸气都沉积在上呼吸道并引起咳嗽，一般并不影响痰的流体特性。目前很少有数据支持湿化能特异性地促进细菌清除或肺炎吸收的观点。乙酰半胱氨酸能破坏痰液的二硫键，有时也用于肺炎患者的治疗，但其具有刺激性，因而在临床应用上受到一定限制。痰中的 DNA 增加了痰液黏度，重组的 DNA 酶能裂解 DNA，已证实在囊性纤维化患者中有助于改善症状和肺功能，但对肺炎患者其价值尚未被证实。支气管舒张药也能促进黏液排出和纤毛运动频率，对 COPD 合并肺炎的患者有效。

第七章　神经系统急危重症

第一节　急性颅内高压症

急性颅内压增高是多种疾病共有的一种症候群。正常成人侧卧时颅内压力经腰椎穿刺测定为 0.69~0.78kPa（7~8cmH$_2$O），若超过 1.96kPa（20cmH$_2$O）时为颅内压增高。

一、颅内压的生理调节

颅腔除了血管与外界相通外，基本上可看作是一个不可伸缩的容器，其总容积是不变的。颅腔内的 3 种内容物——脑、血液及脑脊液，它们都是不能被压缩的。但脑脊液与血液在一定范围内是可以被置换的。所以颅腔内任何一种内容物的体积增大时，必然导致其他两种内容物的体积代偿性减少来相适应。如果调节作用失效，或颅内容物体积增长过多过速，超出调节功能所能够代偿时，就出现颅内压增高。

脑脊液从侧脑室内脉络丛中分泌产生，经室间孔入第三脑室，再经大脑导水管到第四脑室，然后经侧孔和正中孔进入蛛网膜下隙。它主要经蛛网膜颗粒吸收入静脉窦，小部分由软脑膜或蛛网膜的毛细血管所吸收。

脑血流量是保证脑正常功能所必需的，它由脑动脉灌注压（脑血流的输入压与输出压之差）所决定。当脑动脉血压升高时，血管收缩，限制过多的血液进入颅内。当脑动脉压力下降时，血管扩张，使脑血流量不致有过多的下降。当颅内压增高时，脑灌注压减少，因而脑血流量减少。一般认为颅内压增高需要依靠减少脑血流量来调节时，说明脑代偿功能已达到衰竭前期了。

在 3 种内容物中，脑实质的体积变动很少，而脑血流量在一定范围内由脑血管的自动调节反应以保持相对稳定状态。所以，颅内压主要是依靠脑脊液量的变化来调节的。

颅内压的调节很大程度取决于机体本身的生理和病理情况。调节有一定的限度，超过这个限度就会引起颅内压增高。

二、颅内压增高的病理生理

临床常见有下列几种情况：①颅内容物的体积增加超过了机体生理代偿的限度，如颅内肿瘤、脓肿、急性脑水肿等；②颅内病变破坏了生理调节功能，如严重脑外伤、脑缺血、缺氧等；③病变发展过于迅速，使脑的代偿功能来不及发挥作用，如急性颅内大出血、急性颅脑外伤等；④病变引起脑脊液循环通路阻塞；⑤全身情况差使颅内压调节作用衰竭，如毒血症和缺氧状态。

颅内压增高有 2 种类型：①弥漫性增高，如脑膜脑炎、蛛网膜下隙出血、全脑水肿等；②先有局部的压力增高，通过脑的移位及压力传送到别处才使整个颅内压升高，如脑瘤、脑出血等。

三、诊断

（一）临床表现特点

在极短的时间内发生的颅内压增高称为急性颅内压增高。可见于脑外伤引起的硬膜外血肿、脑内血肿、脑挫裂伤等或急性脑部感染、脑炎、脑膜炎等引起的严重脑水肿；脑室出血或近脑室系统的肿瘤或脑脓肿等。

1.头痛

急性颅内压增高意识尚未丧失之前，头痛剧烈，常伴喷射性呕吐。头痛常在前额与双颞，头痛与病变部位常不相关。

2.视乳头水肿

急性颅内压增高可在数小时内见视乳头水肿，视乳头周围出血。但急性颅内压增高不一定都呈现视乳头水肿。因而视乳头水肿是颅内压增高的重要体征，但无否定的意义。

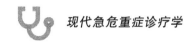

3. 意识障碍

这是急性颅内压增高的最重要症状之一，可以为嗜睡、昏迷等不同程度的意识障碍。

4. 脑疝

整个颅腔被大脑镰和天幕分成 3 个相通的腔，并以枕骨大孔与脊髓腔相通。当颅内某一分腔有占位病变时，压力高、体积大的部分就向其他分腔挤压、推移而形成脑疝。由于脑疝压迫，使血液循环及脑脊液循环受阻，进一步加剧颅内高压，最终危及生命。常见的脑疝有 2 类：小脑幕切迹疝及枕骨大孔疝。

（1）小脑幕切迹疝：通常是一侧大脑半球占位性病变所致，由于颞叶海马沟回疝入小脑幕切迹孔，压迫同侧动眼神经和中脑，患者呈进行性意识障碍，病变侧瞳孔扩大，对光反射消失，病情进一步恶化时双侧瞳孔散大，去大脑强直，最终呼吸、心跳停止。

（2）枕骨大孔疝：主要见于颅后窝病变。由于小脑扁桃体疝入枕骨大孔，延髓受压。临床表现为突然昏迷、呼吸停止、双瞳孔散大，随后因心跳停止而死亡。

5. 其他症状

可有头晕、耳鸣、烦躁不安、展神经麻痹、复视、抽搐等症状。儿童患者常有头围增大、颅缝分离、头皮静脉怒张等。颅内压增高严重时，可有生命体征变化，如血压升高、脉搏变慢及呼吸节律趋慢。生命体征变化是颅内压增高的危险征象。

（二）诊断要点

1. 是否急性颅内压增高

急性发病的头痛、呕吐、视乳头水肿及很快出现意识障碍、抽搐等则应考虑有急性颅内压增高。应做颅脑 CT 或 MRI 检查并密切观察临床症状、体征的变化。

2. 颅内压增高的程度

颅内压增高程度可分 3 级：压力在 $1.96 \sim 2.55kPa$（20~26cmH$_2$O）为轻度增高；压力在 $2.55 \sim 5.30kPa$（$26 \sim 54cmH_2O$）为中度增高；超过 $5.30kPa$（$54cmH_2O$）为重度增高。如出现以下情况说明颅内压增高已达严重地步。

（1）头痛发作频繁，反复呕吐，眼底检查发现视乳头水肿进行性加重者。

（2）意识障碍逐渐加深者。

（3）血压上升、脉搏减慢、呼吸节律变慢者表示颅内压增高较严重。

（4）观察过程中出现瞳孔大小不等者。

3. 颅内压增高的原因

应详细询问病史并体检，做有关的实验室检查，同时做脑脊液检查，脑 CT、MRI、脑电图、脑血管造影等辅助检查可提供重要的诊断资料，从而采取相应的治疗措施。

四、治疗

目的是降低颅内压。

（一）脱水治疗

（1）高渗性脱水：20% 甘露醇 250mL/ 次静脉滴注，于 20 ～ 40min 内滴完，每 6h1 次，作用迅速，可以维持 4 ～ 8h，为目前首选的降颅压药物。甘油可以口服，剂量为 1 ～ 2g（kg·d）；也可静脉滴注，剂量为每日 0.7 ～ 1g/kg。成人可用 10% 甘油每日 500mL，滴注速度应慢，以防溶血。同时应限制液体入量和钠盐摄入量，并注意电解质平衡，有心功能不全者应预防因血容量突然增加而致急性左侧心力衰竭及肺水肿。

（2）利尿剂：可利尿脱水，常用呋塞米（速尿）和依他尼酸（利尿酸），其脱水作用不及高渗脱水剂，但与甘露醇合用可减少其用量。成人一般剂量为 20 ～ 40mg/d，每 1 ～ 6 次，肌内注射或静脉注射。

（3）血清清蛋白：每次 50mL，每日 1 次，连续用 2 ～ 3d。应注意心功能。

（4）激素：作用机制尚未十分肯定，主要在于改善血 - 脑屏障功能及降低毛细血管通透性。常用地塞米松，10 ～ 20mg/d，静脉滴注或肌内注射。

（二）减少脑脊液容量

对阻塞性或交通性脑积水患者可做脑脊液分流手术，对紧急患者可做脑室穿刺引流术，来暂时缓解颅内高压。也可以口服碳酸酐酶抑制剂，如乙酰唑胺（醋唑磺胺），可抑制脑脊液生成，剂量为 250mg，每日 2 ～ 3 次。

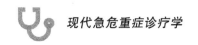

（三）其他

对严重脑水肿伴躁动、发热、抽搐或去大脑强直者，可采用冬眠低温治疗，充分供氧，必要时可气管切开以改善呼吸道阻力。有条件时可使用颅内压监护仪，有利于指导脱水剂的应用和及时抢救。

（四）病因治疗

当颅内高压危象改善后，应及时明确病因，以便进行病因治疗。

第二节　高血压脑病

高血压脑病是伴随着血压升高而发生的一种暂时性急性脑功能障碍综合征，是高血压危象之一。临床表现为起病急骤，以血压升高和全脑或局灶性神经损害为主要症状。早期及时降血压处理后，各种症状或体征可在数分钟或数天内部分或完全恢复，如得不到及时治疗，可致死亡。

一、病因及病理

（一）病因和发病机制

各种病因所致的动脉性高血压，无论是原发性还是继发性，均可引起高血压脑病，其中最重要的是恶性高血压。长期服用抗高血压药物的患者，突然停药可诱发高血压脑病。服用单胺氧化酶抑制药的患者同时用酪胺（奶油、乳酪）也可激发血压升高而引起高血压脑病。

高血压脑病的发病机制尚未完全清楚。但可以肯定的是与动脉血压增高有关。至于动脉血压升高如何引起脑部损害，目前主要有两种学说。

1.脑内小动脉痉挛学说

高血压脑病常发生在血压极度且急剧升高时，此时由于脑血流自身调节作用存在，因而脑内小动脉强烈收缩而痉挛，从而导致毛细血管缺血，通透性增加，血管内液体渗透到细胞外间隙，引起脑水肿。同时，脑以外的其他器官也存在血管痉挛，如视网膜血管痉挛导致一过性失明，肢体末端血管痉挛引起缺血性坏死等，均支持脑血管痉挛学说。

2. 自动调节崩溃学说

动物实验研究发现，血压急剧升高致血脑屏障破坏时，该区域的脑血流量大于血脑屏障完整区，血管扩张区的血脑屏障破坏比收缩区更明显，提示导致血脑屏障破坏的主要因素是血管扩张，而不是痉挛。因此，有研究者认为脑血流自动调节功能崩溃或被动性血管扩张才是高血压脑病的真正发病机制。脑内小动脉收缩是脑血流自动调节的早期表现。当急剧升高的血压超过脑血流自动调节的上限时，脑内小动脉就被动扩张而不再收缩，从而使自动调节功能崩溃，导致脑血流被动增加，脑组织因血流过度灌注而发生脑水肿，毛细血管壁被破坏，从而引起继发性小灶性出血和梗死。

事实上，高血压脑病的发生，除与血管痉挛、自动调节功能崩溃有关外，还可能与血管内皮细胞损伤、血小板激活导致的广泛性微血管闭塞、凝血机制紊乱、前列腺素－血栓素失平衡、内皮细胞源性舒张因子释放减少等有联系。

（二）病理

高血压脑病的脑外观呈水肿、发白，脑沟消失，脑回扁平，脑室缩小，脑实质最具特征性的变化是表面或切面可见瘀点样或裂隙状出血及微梗死灶。有的可见海马沟回疝及小脑扁桃体疝形成。

脑血管病变特征性的改变是脑内细小动脉节段性、局灶性纤维性样坏死；非特征性的改变有脑内细小动脉透明样变性、中层肥厚、大中动脉粥样硬化等，还可见小动脉及毛细血管内微血栓形成。

二、临床表现

高血压脑病的发病年龄以原有的疾病而定，如急性肾小球肾炎多见于少年儿童，慢性肾小球肾炎多见于青年或成年人，子痫仅见于妊娠期妇女，恶性高血压在 30～45 岁多见。

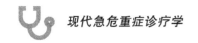

（一）症状与体征

高血压脑病的发病特点为起病急骤，病情进展非常迅速，在数小时或数十小时可达十分严重的程度。主要临床表现有七种。

1. 动脉血压增高

原有高血压的患者，脑病起病前血压进一步升高，收缩压可超过 26.7kPa（200mmHg），舒张压达 16.0kPa（120mmHg）以上。但急性起病的继发性高血压患者，血压水平可能不甚高，收缩压可在 24.0kPa（180mmHg）以下，也发生脑病。这主要与慢性高血压患者脑血流自动调节的上限上调有关。

2. 头痛

几乎所有高血压脑病患者均有头痛。可局限于后枕部或全头痛，初起时呈隐痛、胀痛或搏动性痛，严重时表现为持续性压榨样或刀割样剧痛，伴恶心、呕吐或视力模糊。

3. 抽搐

抽搐发生率可高达 41%，多为全身性，亦可局灶性，表现为癫痫样发作。严重者发展成癫痫持续状态，并致死亡。

4. 颅内高压

主要症状为头痛、恶心、呕吐、视盘水肿。视盘水肿可在高血压脑病发生后数分钟内出现，严重者可在视盘周围出现火焰状出血。

5. 脑功能障碍的其他表现

全脑功能障碍除头痛、呕吐、全身抽搐外，意识障碍是常见表现，其程度与病情严重程度有关，轻者反应迟钝，也可出现定向、记忆、判断、计算障碍，甚至冲动、谵妄或精神错乱等精神症状；重者浅昏迷，甚至深昏迷。局灶性脑功能障碍可表现为短暂性失语、偏瘫、偏身感觉障碍、视力或听力障碍等。

6. 内脏合并症

当脑水肿影响到丘脑下部和脑干时，可出现上消化道出血、应激性溃疡和急性肾衰竭等。

7. 呼吸和循环障碍

脑干受损时，出现中枢性呼吸循环衰竭。

以上症状一般只持续数分钟至数小时，经适当降压治疗后完全缓解。但有尿毒症的患者可持续较长时间，甚至 1～2 个月。癫痫持续状态、急性心力衰竭或呼吸衰竭是本病的主要致死原因。本病可反复发作，每次发作的症状可以相似或不同。

（二）辅助检查

1. 血尿常规和生化检查

血常规检查可有白细胞计数增高，尿常规检查可发现蛋白、红细胞、白细胞和管型。

2. 脑脊液检查

腰穿脑脊液压力多数明显增高，少数可正常。脑脊液中蛋白轻度增高，偶有白细胞增多或有少量红细胞。必须注意的是有明显颅内高压表现的患者，腰穿宜慎重，以免诱发脑疝。

3. 眼底检查

眼底除有视盘水肿、渗出、出血和高血压所致的眼底动脉改变外，视网膜荧光造影可见水肿的视盘周边有扩张的毛细血管，且有液体渗出。

4. 脑电图

可出现双侧同步的尖、慢波，α 节律减少或消失，有些区域可描记到局灶性异常，严重脑水肿时可显示广泛性慢节律脑电活动。

5. 经颅多普勒超声（TCD）

表现为舒张期流速降低，收缩峰上升支后 1/3 倾斜，$Pi=P_2$ 或 $P<P$，P 和 P_2 融合成圆钝状，有时可监测到涡流 TCD 信号。颅内高压明显时，收缩峰变尖，舒张峰减低或消失，舒张期峰速和平均速度降低，收缩期血流速度也降低，脑周围血管阻力增加，RI 值增大可达 0.8～0.9，PI 值增大可达 1.55～1.61。

6. CT、MRI 及 SPECT

CT 可显示低密度区，主要位于枕叶，但不甚敏感。MRI 敏感性高，可在血脑屏障破坏区显示 T_2 加权像高信号，主要位于题枕叶、额叶前部皮质、基底节和小脑皮质，也可见小灶性出血或梗死灶。SPECT 显示 $MRIT_2$ 高信号区与脑血流量增加。经适当降血压治疗后，这些影像学改变可很快恢复正常。但小灶性出血或梗死灶持续较长时间。

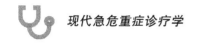

三、诊断与鉴别诊断

根据起病急骤，发病时有明显血压增高，剧烈头痛、抽搐、意识改变、眼底病变等表现，应考虑为高血压脑病。治疗后，血压一旦被降低，神经症状立即消失，不留后遗症，即可确诊为高血压脑病。

对血压降低后，症状体征持续数日或数月仍不消失者，应注意是否有尿毒症存在，否则即提示脑内有出血灶或梗死灶。如果血压正常后，局灶性神经体征（偏瘫、失语）等仍持续较长时间，则要注意是脑出血或脑梗死所致。

表现为癫痫或癫痫持续状态的高血压脑病，必须与原发性或其他原因的继发性癫痫鉴别；原有心房颤动病史，突发抽搐者，须注意脑栓塞；青壮年突发头痛、抽搐、血压升高应注意蛛网膜下隙出血。小儿急性肾炎所致的高血压脑病，尿和血的化验有异常；妊娠毒血症所致的高血压脑病多发生在妊娠 6 个月以后，且有水肿和蛋白尿，不难鉴别。

头痛伴眼底改变需与青光眼鉴别，后者除头痛外，还有眼部表现，如视盘凹陷、眼压增高等。

四、治疗与预防

（一）治疗

原则是安静休息，立即控制血压，制止抽搐，减轻脑水肿，降低颅内压，保护心、肺、肾等重要脏器。

1. 一般治疗

应在重症监护病房治疗。卧床休息、保持呼吸道通畅、给氧，心电、血压监护。严密观察神经系统的症状和体征。勤测血压（每隔 15 ～ 30min1 次）。

2. 降低血压

应选用强效、作用迅速、低毒、易于撤离、不影响心输出量、对神经系统影响小的药物，静脉使用。力求简单，避免降血压幅度过大、速度过快，短期内不要求血压降至完全正常水平；对老年人或原有高血压患者，更应警惕降压过度所致的脑缺血。最初目标一般是在数分钟至 2h 内使平均动脉压（舒张压 +1/3 脉压）下降不超过 25%，以后的 2 ～ 6h 使血压降至 21.3/13.3kPa（160/100mmHg）。也有建议静脉用药的近期目标是在 30 ～ 60min 以内使舒张压下降 10% ～ 15%，或者降至 14.6kPa（110mmHg）左右。一旦血压降至目标水平，应开始口服给药维持。

快速和不可控制的血压下降可以导致心、脑、肾缺血或坏死，或者原有的缺血或坏死加重。有些既往推荐用于静脉给药的降血压药物，由于其存在不良反应，目前不再主张用于治疗高血压脑病。如静脉使用肼屈嗪（肼苯哒嗪）可以导致严重、长时间和不可控制的低血压，不再推荐用于高血压脑病；舌下含服硝苯地平或者硝苯地平胶囊口服无法控制降压的速度和幅度，并可能导致严重后果，应禁止用于高血压脑病。

降血压药物的选择是控制血压的关键，可选用的降血压药物有以下几种。

（1）拉贝洛尔（labetalol）：静脉注射 2 ~ 5min 起效，5 ~ 15min 达高峰，持续 2 ~ 4h。常用剂量为首次静脉推注 20mg，接着 20 ~ 80mg/ 次静脉推注，或者从 2mg/min 开始静脉注射；24h 最大累积剂量 300mg。

（2）尼卡地平：静脉使用起效在 5 ~ 15min，作用持续 4 ~ 6h。常用剂量为 5mg/h，根据效果每 5min 增减 2.5mg/h，直至血压满意控制，最大剂量 15mg/h。

（3）硝普钠：静脉给药数秒钟至 1min 起效，通过扩张周围血管，明显降低外周阻力而降血压，但失效快，停药后仅维持 2 ~ 15min，因此，必须静脉维持用药，在监护条件下，采用输液泵调节滴入速度，可将血压维持在理想水平；如无监护条件，应在开始治疗后测血压，每隔 5 ~ 10min 测血压 1 次。常用剂量为硝普钠 50mg 溶于 5% 葡萄糖注射液 1000mL 内，以每分钟 10 ~ 30 滴 [0.25 ~ 10μg/（kg·min）] 的速度静脉滴入，因性质不稳定、易分解。必须新鲜配制，并于 12h 内用完；滴注瓶应用黑纸遮住，避光使用。停药时应逐渐减量，并加服血管扩张药，以免血压反跳。滴速过快可引起严重低血压，必须警惕。用药超过 24h 者，可引起氰化物中毒，从而导致甲状腺功能减退。如果剂量过大，可引起脑血流量减少。

（4）非诺多泮（fenoldopam）：静脉使用 5min 内起效，15min 达到最大效果，作用持续 30 ~ 60min。常用剂量为初始 0.1μg/（kg·min），每次增量 0.05 ~ 0.1μg/（kg·min），最大 1.6μg/（kg·min）。

（5）二氮嗪：静脉注射后 1min 内起效，2 ~ 5min 降压作用明显，可维持 2 ~ 12h。一般将二氮嗪 200 ~ 400mg 用专用溶剂溶解后，快速静脉注射，在 15 ~ 20s 内注完。必要时可在 0.5 ~ 3h 内再注射 1 次，1d 总量不超过 1200mg

由于该药起效快，持续时间长，以前被作为高血压脑病的首选降压药物，但由于不良反应多，且引起脑血流量减少，现认为宜慎重选用。

（6）甲磺酸酚妥拉明：常用剂量为 5 ～ 10mg 静脉注射，使用后应严密监测血压。注射量大时可引起体位性低血压及较严重的心动过速。消化性溃疡病患者慎用。

（7）硫酸镁：用 25% 硫酸镁溶液 5 ～ 10mL 加入 50% 葡萄糖液 40mL 中，缓慢静脉注射，2h 后可重复使用 1 次。但注射过快可引起呼吸抑制，血压急剧下降，此时，可用葡萄糖酸钙对抗。

血压降低后，即用口服降血压药物维持，可选用血管紧张素转换酶抑制药、长效钙拮抗药或 β 阻滞药等。利血平和甲基多巴由于具有较明显的镇静作用，影响意识观察，故被认为不宜用于高血压脑病急性期的降压治疗。

3. 控制抽搐

对于频繁抽搐或呈癫痫持续状态者，可用地西泮 10 ～ 20mg 缓慢静脉注射，注射时应严密观察有无呼吸抑制，抽搐控制后用地西泮 40 ～ 60mg 加入 5% 葡萄糖液中维持点滴。也可选用鲁米那钠 0.1g 肌内注射，每 4 ～ 6h1 次；或 10% 水合氯醛 15mL 灌肠，抽搐停止后，应鼻饲或口服苯妥英钠 0.1g 或丙戊酸钠 0.2g，每日 3 次，以控制抽搐复发。

4. 降低颅内压

可选用 20% 甘露醇 125mL 快速静脉点滴，每 6 ～ 8h1 次。静脉注射呋塞米 40 ～ 80mg 也有明显的脱水、降颅压效果，且能减少血容量，降低血压。可单独应用或与甘露醇交替使用。甘油制剂脱水起效慢，人血清蛋白可加重心脏负荷，在高血压脑病时使用应慎重。

5. 其他治疗

有心力衰竭者可用洋地黄治疗。有明显脑水肿、颅内高压时，使用吗啡必须慎重，以免抑制呼吸。合并应激性溃疡者应使用抗酸药和胃黏膜保护药。严重肾功能不全者可配合透析治疗。

（二）预防

早期发现高血压病积极治疗是预防高血压脑病的关键。对各种原因引起的继发性高血压应积极治疗病因，同时有效地控制血压。原发性高血压患者平时须注意劳逸结合，生活规律化，避免过度劳累和紧张，戒烟戒酒，限制食盐 4 ～ 5g/d。有药物治疗适应证者必须长期规则服用抗高血压药物，绝不能突然停药。

第三节　缺血性脑卒中

缺血性脑卒中又称缺血性脑血管疾病，是脑血管狭窄或闭塞等各种原因使颅内动脉血流量减少，造成脑实质缺血的一类疾病，包括短暂性脑缺血发作、可逆性缺血性神经功能缺损，进展性卒中和完全性卒中。

一、病理生理

（一）脑血流量和脑缺血阈

正常成人在休息状态下脑血流量（CBF）为 50 ～ 55mL/（100g/min），脑白质的脑血流量为 25mL/（100g/min），脑灰质的血流量为 75mL/（100g/min）。某区域的脑血流量，称为局部脑血流量（rCBF）。

正常时，脑动、静脉之间的氧含量差约为 7% 容积，称为脑的氧抽取量，用以维持氧代谢率在正常水平。当脑血流量不能维持正常水平时，为了维持氧代谢率，必须加大氧抽取量，在脑血流量降到 20mL/（100g/min）时，氧抽取量增至最高限度，如脑血流量继续下降，脑氧需求不再能满足，氧代谢率即会降低，脑组织就会发生缺氧。

当脑血流量降到 20mL/（100g/min）时，脑皮层的诱发电位和脑电波逐渐减弱，降到 15 ～ 18mL/（100g/min）时，脑皮层诱发电位和脑电图消失。此时神经轴突间的传导中断，神经功能丧失，该脑血流量阈值称为"轴突传导衰竭阈"。脑血流量降到 10mL/（100g/min）以下时，细胞膜的离子泵功能即发生衰弱，此时细胞内 K^+ 逸出于细胞外，Na^+ 和 Ca^{2+} 进入细胞内，细胞的完整性发生破坏，此脑血流量阈值称为"细胞膜衰竭阈"或"离子泵衰竭阈"。

脑血流量降低到缺血阈值以下并非立即发生脑梗死，决定缺血后果的关键因素是缺血的程度与缺血持续时间。在脑血流量降低到 18mL/（100g/min）以下时，经过一定的时间即可发生不可逆转的脑梗死，脑血流量水平愈低，脑梗死发生愈快。在脑血流量为 12mL/（100g/min）时，仍可维持 2h 以上不致发生梗死。在 18～20mL/（100g/min）时，虽然神经功能不良，但仍可长时期不发生梗死。

在缺血性梗死中心的周边地带，由于邻近侧支循环的灌注，存在一个虽无神经功能但神经细胞仍然存活的缺血区，称为缺血半暗区。如果在一定的时限内提高此区的脑血流量，则有可能使神经功能恢复。

（二）脑缺血的病理生理变化

脑血流量下降导致脑的氧代谢率降低，当脑血流量降到离子泵衰竭阈以下时，如不能在短时间内增加脑血流量，即可发生一系列继发性病理改变，称为"缺血瀑布"。"缺血瀑布"一旦启动后，即一泻而下，最终导致脑梗死。

脑缺血引起的脑水肿先是细胞毒性水肿，以后发展为血管源性水肿，此过程在脑梗死后数小时至数天内完成，称为脑水肿的成熟。

二、病因

（一）脑动脉狭窄或闭塞

颅内脑组织由两侧颈内动脉和椎动脉供血，其中两侧颈内动脉供血占脑的总供血量的 80%～90%，椎动脉占 10%～20%。由于存在颅底动脉环和良好的侧支循环，在其中一条动脉发生狭窄或闭塞时，不一定出现临床缺血症状；若侧支循环不良或有多条动脉发生狭窄，使局部或全脑的脑血流量减少到脑缺血的临界水平 [18～20mL/（100g/min）] 以下时，就会产生临床脑缺血症状。全脑组织缺血的边缘状态的血流量为 31mL/（100g/min），此时如有全身性血压波动，即可引发脑缺血。

脑动脉粥样硬化是造成脑动脉狭窄或闭塞的主要原因，并且绝大多数累及颅外段大动脉和颅内的中等动脉，其中以颈动脉和椎动脉起始部受累的机会最多。

一般认为必须缩窄原有管腔横断面积的 80% 以上才足以使血流量减少。由于在脑血管造影片上无法测出其横断面积，只能测量其内径，所以，动脉内径狭窄超过其原有管径的 50% 时，相当于管腔面积缩窄 75%，才具有外科治疗意义。

（二）脑动脉栓塞

动脉粥样硬化斑块上的溃疡面上常附有血小板凝块、附壁血栓和胆固醇碎片。这些附着物被血流冲刷脱落后即可形成栓子，被血流带入颅内动脉时，就会发生脑栓塞，引起供血区脑缺血。

最常见的栓子来自颈内动脉起始部的动脉粥样硬化斑块，这也是短暂性脑缺血发作的最常见的原因。

风湿性心瓣膜病、亚急性细菌性心内膜炎、先天性心脏病、人工瓣膜和心脏手术等形成的心源性栓子是脑动脉栓塞的另一个主要原因。少见的栓子如脓毒性栓子、脂肪栓子、空气栓子等也可造成脑栓塞。

（三）血流动力学因素

低血压、心肌梗死、严重心律失常、休克、颈动脉窦过敏、体位性低血压、锁骨下动脉盗血综合征等影响血流动力学的因素均可造成脑缺血，尤其是存在脑血管的严重狭窄或多条脑动脉狭窄时。

（四）血液学因素

口服避孕药物、妊娠、产妇、手术后和血小板增多症引起的血液高凝状态，红细胞增多症、镰状细胞贫血、巨球蛋白血症引起的血黏稠度增高均可发生脑缺血。

（五）其他因素

各种炎症、外伤、颅内压增高、脑血管本身病变、局部占位性病变、全身结缔组织疾病、变态反应及某些遗传疾病等均可影响脑血管供血，出现脑组织缺血。

三、临床分类与临床表现

（一）短暂性脑缺血发作（TIA）

短暂性脑缺血发作为脑缺血引起的短暂性神经功能缺失。其特征为：①发病突然；②局灶性脑或视网膜功能障碍的症状；③持续时间短暂，一般

10～15min，多在 1h 内，最长不超过 24h；④恢复完全，不遗留神经功能缺损体征；⑤多有反复发作的病史；⑥症状多种多样，取决于受累血管的分布。短暂性脑缺血发作是脑卒中的重要危险因素和即将发生脑梗死的警告。未经治疗的短暂性脑缺血发作患者约有 1/3 在数年内有发生完全性脑梗死的可能，1/3 由于短暂性脑缺血反复发作而损害脑功能，另 1/3 可能出现自然缓解。TIA 发作后一个月内发生卒中的概率是 4%～8%；在第 1 年内发生的概率是 12%～13%；以后 5 年则高达 24%～29%。

（1）颈动脉系统短暂性脑缺血发作：主要表现为颈动脉供血区的神经功能障碍。以突然发作性一侧肢体无力或瘫痪、感觉障碍、失语和偏盲为特点，可反复发作；有的出现一过性黑蒙，表现为突然单眼失明，持续 2～3min，很少超过 5min，然后视力恢复。有时一过性黑蒙伴有对侧肢体运动和感觉障碍。

（2）椎 – 基底动脉系统短暂性脑缺血发作：椎 – 基底动脉系统短暂性脑缺血发作的症状比颈动脉系统短暂性脑缺血发作复杂。发作性眩晕是最常见的症状，其他依次为共济失调、视力障碍、运动感觉障碍、吞咽困难、面部麻木等。有的患者还可发生"跌倒发作"，即在没有任何先兆的情况下突然跌倒，无意识丧失，患者可很快自行站起来。

（二）脑血栓形成

本病好发于中年以后，50 岁以上有脑动脉硬化、高脂血症和糖尿病者最易发生。男性多于女性。占全部脑血管病的 30%～50%。部分患者起病前多有前驱症状如头晕、头痛、一过性肢体麻木无力，约 25% 左右患者有 TIA 病史。起病较缓慢，多在安静休息状态或夜间睡眠中发病，清晨或夜间醒来时发现偏瘫、失语等；部分患者白天发病，常先有短暂性脑缺血发作症状，以后进展为偏瘫。脑血栓患者多数发病时无意识障碍，无头痛、恶心、呕吐等症状，局灶症状可在数小时或数天内进行性加重。大面积脑梗死患者或椎 – 基底动脉血栓形成因累及脑干网状结构，则可出现不同程度的意识障碍，如同时合并严重脑水肿，也可伴有颅内压增高症状。

1. 临床类型

临床中脑血栓形成的临床表现各异，按病程常可分为以下临床类型。

（1）可逆性缺血性神经功能缺损（reversible ischemic neurologic deficits,

RIND）：患者的神经症状和体征在发病后 3 周内完全缓解，不遗留后遗症，常因侧支循环代偿完善和迅速，血栓溶解或伴发的血管痉挛解除等原因未导致神经细胞严重损害。

（2）稳定型：神经症状和体征在几小时或 2～3d 达到高峰，以后不再发展，病情稳定，病初可有短暂性意识丧失。以后由于侧支循环建立，梗死区周围脑水肿消退，症状可减轻。

（3）缓慢进展型：由于血栓逐渐发展，脑缺血、水肿的范围继续扩大，症状逐渐加重，历时数日甚至数周，直到出现完全性卒中，常见于颈内动脉颅外段及颈内动脉的进行性血栓。

（4）急性暴发型：发病急骤，往往累及颈内动脉或大脑中动脉主干或多根大动脉，造成大面积脑梗死，脑组织广泛水肿伴有头痛、呕吐等颅内高压症状及不同程度意识障碍，偏瘫完全、失语等，症状和体征很像脑出血，但 CT 扫描常有助于鉴别。

2. 不同血管闭塞的临床特征

脑血栓形成的临床表现常与闭塞血管的供血状况直接有关，不同的脑动脉血栓形成可有不同临床症状和定位体征。

（1）颈内动脉：颈内动脉血栓的发病形式。临床表现及病程经过，取决于血管闭塞的部位、程度及侧支循环的情况。有良好的侧支循环，可不出现任何临床症状，偶尔在脑血管造影或尸检时发现。脑底动脉环完整，眼动脉与颈外动脉分支间的吻合良好，颈内动脉闭塞时临床上可无任何症状；若突然发生闭塞，则可出现患侧视力障碍和 Horner 综合征，以及病变对侧肢体瘫痪、对侧感觉障碍及对侧同向偏盲，主侧半球受累尚可出现运动性失语。检查可见患者颈内动脉搏动减弱或消失，局部可闻及收缩期血管杂音，同侧视网膜动脉压下降，颞浅动脉额支充血搏动增强。多普勒超声示颈内动脉狭窄或闭塞外，还可见颞浅动脉血流呈逆向运动，这对诊断本病有较大意义，脑血管造影可明确颈内动脉狭窄或闭塞。

（2）大脑中动脉：大脑中动脉主干或 I 级分支闭塞，出现对侧偏瘫、偏身感觉障碍和同向性偏盲，优势半球受累时还可出现失语、失读、失算、失写等言语障碍。梗死面积大症状严重者可引起头痛、呕吐等颅高压症状及昏迷等。大脑中动脉深穿支闭塞，出现对侧偏瘫（上下肢瘫痪程度相同），一般无感觉障碍及偏盲，优势半球受损时可有失语。大脑中动脉皮质支闭塞，出现偏瘫（上肢重于下肢）及偏身感觉，优势半球受累可有失语，非优势半球受累可出现对侧偏侧复视症等体象障碍。

（3）大脑前动脉：大脑前动脉主干闭塞，如果发生在前交通动脉之前，因病侧大脑前动脉远端可通过前交通动脉代偿供血，可没有任何症状和体征；如血栓发生在前交通动脉之后的主干，则出现对侧偏瘫和感觉障碍（以下肢为重），可伴有排尿障碍（旁中央小叶受损），亦可出现反应迟钝、情感淡漠、欣快等精神症状，以及强握、吸吮反射，在优势半球者可有运动性失语。大脑前动脉皮质支闭塞，常可引起对侧下肢的感觉和运动障碍，并伴有排尿障碍（旁中央小叶），亦可出现情感淡漠、欣快等精神症状，以及强握、吸吮反射。深穿支闭塞，由于累及纹状体内侧动脉–Huebner动脉，内囊前支和尾状核缺血，出现对侧中枢性面舌瘫及上肢瘫痪。

（4）大脑后动脉：主要供应枕叶、颞叶底部、丘脑及上部脑干。主干闭塞常引起对侧偏盲和丘脑综合征。皮质支闭塞时常可引起对侧偏盲，但有黄斑回避现象；优势半球可有失读及感觉性失语，一般无肢体瘫痪和感觉障碍。深穿支包括丘脑穿通动脉、丘脑膝状体动脉。丘脑穿通动脉闭塞由于累及丘脑后部和侧部，表现为对侧肢体舞蹈样运动，不伴偏瘫及感觉障碍。丘脑膝状体动脉闭塞时常可引起丘脑综合征，表现为对侧偏身感觉障碍如感觉异常、感觉过度、丘脑痛，轻偏瘫，对侧肢体舞蹈手足徐动症，半身投掷症，还可出现动眼神经麻痹、小脑性共济失调。

（5）基底动脉：基底动脉分支较多，主要分支包括小脑前下动脉、内听动脉、旁正中动脉、小脑上动脉等，该动脉闭塞临床表现较复杂。基底动脉主干闭塞可引起广泛桥脑梗死，出现四肢瘫痪，瞳孔缩小，多数脑神经麻痹及小脑症状等，严重者可迅速昏迷、高热以至死亡。脑桥基底部梗死可出现闭锁综合征（locked-insyndrome），患者意识清楚，因四肢瘫、双侧面瘫、球麻痹、不能言语、不能进食、不能做各种动作，只能以眼球上下运动来表达自己的意愿。基底动脉之分支一侧闭塞，可因脑干受损部位不同而出现相应的综合征。Weber综合征，因中脑穿动脉闭塞，病侧动眼神经麻痹，对侧偏瘫。Ciaude综合征，同侧动眼神经麻痹，对侧肢体共济失调。Millard-Gubler综合征，因脑桥旁中央支动脉闭塞，出现病侧外展神经和面神经麻痹，对侧肢体瘫痪。Foville综合征，因内侧纵束及外展神经受损，出现病侧外展和面神经麻痹，双眼向病灶侧水平凝视麻痹，对侧肢体瘫痪。内听动脉闭塞，则常引起眩晕发作，伴有恶心、呕吐、耳鸣、耳聋等症状。小脑上动脉闭塞，因累及小脑半球外侧面、小脑蚓部和中脑四叠体及背外侧，可引起同侧小脑性共济失调，对侧痛温觉减退，听力减退。

（6）椎动脉：此处闭塞为小脑后下动脉损害，典型为延髓外侧综合征或Wallenbergsyndrome 综合征。临床表现为突然眩晕、恶心、呕吐、眼球震颤（前庭外侧核及内侧纵束受刺激），病灶侧软腭及声带麻痹（舌咽、迷走神经疑核受损），共济失调（前庭小脑纤维受损），面部痛觉、温觉障碍（三叉神经脊束核受损），Horner 综合征（延髓网状结构下行交感神经下行纤维受损），对侧半身偏身痛、温觉障碍（脊髓丘脑束受损）。偶或表现为对侧延髓综合征，因锥体梗死而发生对侧上下肢瘫痪，可有病侧吞咽肌麻痹和对侧身体的深感觉障碍。

（7）小脑梗死：表现为眩晕、恶心、呕吐、头痛、共济失调。患者有明显运动障碍而无肌力减退或锥体束征，大面积梗死可压迫脑干而出现外展麻痹、同向凝视、面瘫、锥体束征。严重颅压增高可引起呼吸麻痹，昏迷。

（三）脑栓塞

（1）任何年龄均可发病，但以青壮年多见。多在活动中突然发病，常无前驱症状，局限性神经缺失症状多在数秒至数分钟内发展到高峰，是发病最急的脑卒中，且多表现为完全性卒中。个别病例因栓塞反复发生或继发性出血，于发病后数天内呈进行性加重，或局限性神经功能缺失症状，一度好转或稳定后又加重。

（2）大多数患者意识清楚或仅有轻度意识模糊，颈内动脉或大脑中动脉主干的大面积脑栓塞可发生严重脑水肿、颅内压增高、昏迷及抽搐发作，病情危重；椎 - 基底动脉系统栓塞也可发生昏迷。

（3）局限性神经缺失症状与栓塞动脉供血区的功能相对应。约 4/5 脑栓塞累及 Villis 环部，多为大脑中动脉主干及其分支，出现失语、偏瘫、单瘫、偏身感觉障碍和局限性癫痫发作等，偏瘫、多以面部和上肢为主，下肢较轻；约 1/5 发生在 Villis 环后部，即椎基底动脉系统，表现为眩晕、复视、共济失调、交叉瘫四肢瘫、发音与吞咽困难等；栓子进入一侧或两侧大脑后动脉可导致同性偏盲或皮层盲；较大栓子偶可栓塞在基底动脉主干，造成突然昏迷、四肢瘫或基底动脉尖综合征。

（4）大多数患者有栓子来源的原发疾病，如风湿性心脏病、冠心病和严重心律失常等；部分病例有心脏手术、长骨骨折、血管内治疗史等；部分病例有脑外多处栓塞证据，如皮肤、球结膜、肺、肾、脾、肠系膜等栓塞和相应的临床症状和体征，肺栓塞常有气急、发绀、胸痛、咯血和胸膜摩擦音等，肾栓塞常有腰痛、血尿等，其他如皮肤出血或瘀斑，球结膜出血、腹痛、便血等。

（四）腔隙性脑梗死

老年人多见，60 岁左右。常有高血压、高血脂和糖尿病。症状突然或隐袭发生，约 30% 患者症状可在 36h 内逐渐加重。也有部分患者可以没有任何症状，仅在影像学检查时发现，所以有人又将其归类为无症状性脑梗死。临床上常见的腔隙综合征有纯运动卒中、纯感觉卒中、感觉运动卒中、构音障碍 – 手笨拙综合征、共济失调轻偏瘫综合征。

（1）纯运动卒中：约占腔隙性脑梗死的 50% 左右，有偏身运动障碍，表现为对侧面、舌瘫和肢体瘫。也可为单纯的面舌瘫或单肢瘫痪，常不伴有失语、感觉障碍或视野缺损。病灶主要在内囊、脑桥基底部，有时在放射冠或大脑脚处。

（2）纯感觉卒中：约占腔隙性脑梗死的 5%，主要表现为一侧颜面、上肢和下肢感觉异常或感觉减退。病灶主要位于丘脑腹后核，也可在放射冠后方、内囊后肢、脑干背外侧部分等。

（3）感觉运动卒中：约占腔隙性脑梗死的 35%，累及躯体和肢体部分的纯运动卒中伴有感觉障碍。病变部位累及内囊和丘脑，由大脑后动脉的丘脑穿通支或脉络膜动脉病变所致。

（4）构音障碍 – 手笨拙综合征：约占腔隙性脑梗死的 10%，其临床特征为突然说话不清，一侧中枢性面舌瘫（常为右侧），伴有轻度吞咽困难及手动作笨拙，共济失调（指鼻试验欠稳），但无明显肢体瘫痪。病灶位于桥脑基底部上 1/3 和 2/3 交界处或内囊膝部上方。

（5）共济失调轻偏瘫：约占腔隙性脑梗死 10%，常表现为突然一侧轻偏瘫，下肢比上肢重，伴有同侧肢体明显共济失调。病损通常在放射冠及脑桥腹侧。

此外，腔隙脑梗死还可引起许多其他临床综合征，如偏侧舞蹈性综合征、半身舞动性综合征、闭锁综合征、中脑丘脑综合征、丘脑性痴呆等。

（五）基底动脉尖综合征（TOB 综合征）

本病以老年人发病为多，发病年龄 23 ～ 82 岁，平均为 59 ～ 76 岁。症状可有眩晕、恶心、呕吐、头痛、耳鸣、视物不清、复视、肢体无力、嗜睡、意识障碍、尿失禁等。

神经系统查体可见以下表现。

（1）中脑和丘脑受损的脑干首端栓塞表现：①双侧动眼神经瘫——出现眼球运动及瞳孔异常：一侧或双侧动眼神经部分或全部麻痹，眼球上视不能（上丘受累），瞳孔反应迟钝而调节反应存在，类似 Argyu-Robertson 瞳孔（顶盖前区病损）。②意识障碍，注意行为的异常：一过性或持续数天，或反复发作（中脑及/或丘脑网状激活系统受累）。③异常运动与平身投掷、偏瘫、共济运动障碍及步态不稳，癫痫发作，淡漠，记忆力定向力差（丘脑受损）。

（2）大脑后动脉区梗死（枕叶、颞叶内侧面梗死）表现：视物不清，同向象限性盲或偏盲，皮质盲（双侧枕叶视区受损），Balint 综合征（注视不能症、视物失认症、视觉失用症），严重记忆障碍（颞叶内侧等）。

四、辅助检查

（一）脑血管造影

脑血管造影是诊断缺血性脑血管疾病的重要辅助检查，尤其是外科治疗中所必需的最基本的检查评估措施，它不仅能提供脑血管是否存在狭窄、部位、程度、粥样斑块、局部溃疡、侧支循环情况，而且还可发现其他病变及评估手术疗效等。

如狭窄程度达到 50%，表示管腔横断面积减少 75%；狭窄度达到 75%，管腔面积已减少 90%；如狭窄处呈现"细线征"（图 7-1），则管腔面积已减少 90% ～ 99%。

动脉粥样硬化上的溃疡形态可表现为：①动脉壁上有边缘锐利的下陷；②突出的斑块中有基底不规则的凹陷；③当造影剂流空后在不规则基底中有造影剂残留。

颈动脉狭窄程度（%）=（1- 狭窄动脉内径/正常颈内动脉管径）×100%。颈动脉狭窄可分为轻度狭窄（<30%）、中度狭窄（30% ～ 69%）、重度狭窄（70% ～ 99%）和完全闭塞。

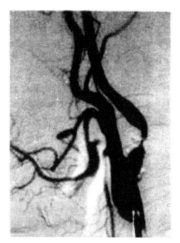

图 7-1 DSA 显示颈内动脉重度狭窄（细线征）

（二）经颅多普勒超声（TCD）

多普勒超声可测定颈部动脉内的峰值频率和血流速度，可借以判断颈内动脉狭窄的程度。残余管腔愈小其峰值频率愈高，血流速度也愈快。根据颈动脉峰值流速判断狭窄程度的标准见表 7-1。

表 7-1 多普勒超声探测颈内动脉狭窄程度

狭窄的百分比（%）	颈内动脉/颈总动脉峰值收缩期流速比率	峰值收缩期流速（cm/s）
41 ~ 50	<1.8	>125
60 ~ 79	>1.8	>130
80 ~ 99	>3.7	>250 或 <25（极度狭窄）

颈动脉指数等于颈总动脉的峰值收缩期频率除颈内动脉的峰值收缩期频率。根据颈动脉指数也可判断颈内动脉狭窄的程度（表 7-2）。

表 7-2 颈动脉指数与颈内动脉狭窄

狭窄程度	狭窄的百分比（%）	残余管径（mm）	颈动脉指数
轻度	<40	>4	2.5 ~ 4.0
中度	40 ~ 60	2 ~ 4	4.0 ~ 6.9
重度	>60	<2	7.0 ~ 15

TCD 可探测颅内动脉的狭窄，如颈内动脉颅内段、大脑中动脉、大脑前动脉和大脑后动脉主干的狭窄。

（三）磁共振血管造影（MRA）

MRA 是一种无创检查方法，可显示颅内外脑血管影像。管腔狭窄 10% ～ 69% 者为轻度和中度狭窄，此时 MRA 片上显示动脉管腔虽然缩小，但血流柱的连续性依然存在。管腔狭窄 70% ～ 95% 者为重度狭窄，血流柱的信号有局限性中断，称为"跳跃征"。管腔狭窄 95% ～ 99% 者为极度狭窄，在信号局限性中断中，若血流柱很纤细甚至不能显示，称为"纤细征"。目前在 MRA 像中无难可靠区分极度狭窄和闭塞的方法。MRA 的另一缺点是难以显示粥样硬化的溃疡。与脑血管造影相比，MRA 对狭窄的严重性常估计过度，因此，最好与超声探测结合起来分析，可提高与脑血管造影的附和率。

（四）CT 脑血管造影（CTA）

CTA 是另一种非侵袭性检查脑血管的方法。先静脉滴注 100 ～ 150mL 含碘造影剂，然后进行扫描和重建。与脑血管造影的诊断附和率可达 90%。其缺点是难以区分血管腔内的造影剂与血管壁的钙化，因此，对狭窄程度的估计不够准确。

（五）正电子发射计算机断层扫描（PET）

PET 即派特，在 TIA 与急性脑梗死的早期定位诊断、疗效评价，以及是否需做血管重建手术及其评价等方面具有重要的诊断价值。派特主要测量的指标是局部脑血容量（CBV）、局部脑血流量（rCBF）和脑血流灌注量（PR）。在脑缺血早期的 1h 到数天形态学发生变化之前，派特图像表现为病灶区低灌注，脑血流量减少，大脑氧摄取量增加，脑血容量增加，这在一过性脑缺血发作和半暗区组织表现非常明显；脑缺血进一步发展，脑血流量会降低，图像表现为放射性缺损。

五、诊断

缺血性脑血管疾病要根据病史、起病形式、症状持续的时间与发作频率，神经系统查体及辅助检查，进行综合分析，做出诊断。依据脑血管造影、TCD、MRA、CTA 及 PET 检查，不仅可对缺血性脑血管疾病做出定性、定量诊断，还可指导选择治疗方案与判断疗效。

诊断要点为：①年龄在 50 岁以上具在动脉硬化、糖尿病、高血脂者。②既往有短暂性脑缺血发作史。③多在安静状态下发病，起病缓慢。④意识多清楚，较少头痛、呕吐，有局限性神经系统体征。⑤神经影像学检查显示有脑缺血表现。

六、治疗

（一）TIA

应针对能引起 TIA 的病因与危险因素进行积极治疗，如高血压、高脂血症、糖尿病、心脏病等。

1. 抗血小板聚集治疗

研究表明，抗血小板聚集能有效地防止血栓形成和微栓子的形成，减少 TIA 发作，常用：①阿司匹林，可抑制环氧化酶，抑制血小板质内花生四烯酸转化为血栓素 A_2，故能抑制血小板的释放和聚集。但使用阿司匹林剂量不宜过大，否则同时亦抑制血管内皮细胞中的前列环素的合成，不利于对血栓素 A2 作用的对抗与平衡。阿司匹林的剂量为口服 50～300mg/d 为宜，有消化道溃疡病及出血性疾患者慎用。②潘生丁可抑制磷酸二酯酶，阻止环磷酸腺苷（cAMP）的降解，抑制 ADP 诱发血小板聚集的敏感性，而有抗血小板聚集作用。常用剂量 25～50g，3 次 / 天，可与阿司匹林合用。急性心梗时忌用。③抵克力得是一新型有效的抗血小板聚集药物，疗效优于阿司匹林，常用剂量为 125～250mg，1 次 / 天。

2. 抗凝治疗

对 TIA 发作频繁，程度严重，发作症状逐渐加重，或存在进展性卒中的可能性时，尤其是椎 - 基底动脉系统的 TIA，如无明显的抗凝禁忌证，应在明确诊断后及早进行抗凝治疗。

常用药物有如下几种。①肝素。在体内外均有迅速抗凝作用，静脉注射 10min 即可延长血液的凝血时间。用法：肝素 100mg（12500U）加入

10%GS1000mL 中，缓慢静脉滴注（20 滴 / 分），维持治疗 7 ~ 10d。定期监测凝血时间，并根据其凝血时间调整滴速，使凝血酶原时间保持在正常值的 2 ~ 2.5 倍，凝血酶原活动 20% ~ 30% 之间，维持 24 ~ 48h。②口服抗凝剂：病情较轻或肝素治疗控制病情后可用此药。用法：华法林片首剂 4 ~ 6mg，以后 2 ~ 4mg/d 维持，新抗凝疗片首剂为 8mg，以后 7 ~ 2mg/d 维持；新双香豆素片，首剂 300mg，维持量为 150g/d。口服抗凝剂一般要连用半年至 1 年，用药期间应及时查出凝血时间。抗凝治疗的禁忌证：70 岁以上者出血性疾病、血液病创口未愈，消化道溃疡活动期、严重肝肾疾病及颅内出血，妊娠者等。③低分子肝素：这是通过化学解聚或酶解聚生成的肝素片等，其大小相当于普通肝素的 1/3，其出血不良反应小，同时有促纤溶作用，增强血管内皮细胞的抗血栓作用而不干扰血管内皮细胞的其他功能。因此低分子肝素比其他肝素更安全。用法：低分子肝素 5000u，腹部皮下垂直注射，1 ~ 2 次 / 天，7 ~ 10d 为一疗程。

3. 手术治疗

经检查，短暂性脑缺血发作是由该部大动脉病变，如动脉粥样硬化斑块致严重动脉狭窄致闭塞所引起的。为了消除微栓子来源，恢复和改善脑血流，应建立侧支循环，对颈动脉粥样硬化颈动脉狭窄 >70% 者，可考虑手术治疗。常用方法有：颈动脉内膜剥离术，颅外 – 颅内血管吻合术，及近年来发展起来的颈动脉支架成形术。

4. 血管扩张药物

能增加全脑的血流量，扩张脑血管，促进侧支循环。引用罂粟碱 30 ~ 60mg 加入 5%GS 液体中滴或川芎嗪 80 ~ 160mg 加入 5%GS 液体滴，14d 为一疗程，其他如丹参、烟酸等。

（二）脑血栓形成

脑血栓形成急性期治疗原则：①要特别重视超早期和急性期处理，要注意整体综合治疗与个体化治疗相结合，针对不同病情、不同病因采取针对性措施；②尽早溶解血栓及增加侧支循环，恢复缺血区的血液供应、改善微循环，阻断脑梗死的病理生理；③重视缺血性细胞的保护治疗，应尽早应用脑细胞保护剂；④积极防治缺血性脑水肿，适时应用脱水降颅压药物；⑤要加强监护和护理，预防和治疗并发症；⑥尽早进行康复治疗，促进神经功能恢复；⑦针对致病危险因素的治疗，预防复发。

1. 一般治疗

是急性缺血性脑血管病的基础治疗，不可忽视，否则可发生并发症导致死亡。意识障碍患者应予气道支持及辅助呼吸，定期监测 PaO_2 和 $PaCO_2$。注意防治压疮及呼吸道或泌尿系感染，维持水、电解质平衡及心肾功能，预防肺栓塞、下肢深静脉血栓形成等并发症。

2. 调整血压

急性脑梗死后高血压的治疗一直存在争论，应慎用降血压药。急性脑卒中时血管自主调节功能受损，脑血流很大程度取决于动脉压，明显降低平均动脉压可能对缺血脑组织产生不利影响。Yamagnchi 提出缺血性脑卒中急性期的血压只有在平均动脉压超过 17.3kPa 或收缩压超过 29.3kPa 时才需降压，降压幅度一般降到比卒中前稍高的水平。急性缺血性脑血管病患者很少有低血压。如血压过低，应查明原因，及时给予补液或给予适当的升压药物如多巴胺、间羟胺等以升高血压。

3. 防治脑水肿

脑血栓形成后，因脑缺血、缺氧而出现脑水肿，在半小时即可出现细胞毒性水肿，继而在 3～5d 出现血管源性水肿，7～10d 后水肿开始消退，2～3 周时水肿消失。大面积脑梗死或小脑梗死者可致广泛而严重的脑水肿，如不及时处理，可并发脑疝死亡。常用有效降颅内压药物为甘露醇、速尿、甘油果糖和清蛋白。甘露醇快速静脉注射后，因它不易从毛细血管外渗入组织，从而能迅速提高血浆渗透压，使组织间液水分向血管内转移，达到脱水作用，同时增加尿量及尿 Na+、K+ 的排出，尚有清除自由基的作用。通常选用 20% 甘露醇 125mL 静脉快速滴注，1 次 /6～12h，直至脑水肿减轻。主要不良反应有循环负担而致心力衰竭或急性肺水肿，剂量过大，应用时间长可出现肾脏损害。为减少上述不良反应，可配合速尿使用，速尿常用剂量为 20～40mL/ 次静脉滴注，2～4 次 / 天。用药过程中注意水电解质平衡。甘油果糖具有良好的降颅压作用，常用量 250mL 静脉滴注，1～2 次 / 天；清蛋白具有提高血浆胶体渗透压作用，与甘露醇合用，取长补短，可明显提高脱水效果。用法：2～10g/ 次，静脉滴注，1 次 / 天或 1 次 /2d，连用 7～10d。

4. 溶栓治疗

适用于超早期（发病 6h 以内）及进展型卒中。应用溶栓治疗应严格掌握溶栓治疗的适应证与禁忌证。

1）适应证：①年龄小于 75 岁；②对 CA 系梗死者无意识障碍，对 VBA 梗死者由于本身预后极差，对昏迷较深者也不必禁忌，而且治疗开始时间也可延长；③头颅 CT 排除颅内出血和与神经功能缺损相应的低密度影者；④可在发病 6h 内完成溶栓；⑤患者或家属同意。

2）禁忌证：①溶栓治疗之前瘫痪肢体肌力已出现改善；②活动性内出血和已知出血倾向；③脑出血史，近 6 个月脑梗死史及颅内、脊柱手术外伤史；④近半年内活动性消化溃疡或胃肠出血；⑤严重心、肝、肾功能不全；⑥正在使用抗凝剂；⑦未控制的高血压，收缩压高于 26.7kPa，或舒张压高于 14.7kPa；⑧收缩压低于 13.3kPa（年龄小于 60 岁）。

3）血栓溶解的原理：血栓溶解主要是指溶解血栓内纤维蛋白。纤维蛋白降解主要依靠纤溶酶，它产生于纤溶酶原被一系列活化因子激活时，纤溶酶原是一种相对分子质量为 92000 的糖蛋白，由 790 个氨基酸组成，分为谷氨酸纤溶酶原和赖氨酸纤溶酶原，这两种酶原可被内源性的 t-PA 和外源性的尿激酶和链激酶所激活，在溶栓过程中，给予患者某些药物（如尿激酶、链激酶、t-PA 等）可以促进血栓溶解，将血栓分解为可溶性纤维蛋白降解产物。

4）常用溶栓剂（共 3 代）及作用机制。

（1）第一代：非选择性溶栓剂——链激酶（SK）、尿激酶（UK）。SK 是国外应用最早、最广的一种溶栓剂，它通过与血中纤维蛋白原形成 1 : 1 复合物，再促进游离的纤溶酶原转化为纤溶酶，因此它是间接的纤溶酶激活剂。链激酶由于抗原性较强，易引起变态反应，溶栓同时也易引起高纤溶血症，目前临床上较少使用。欧洲几项大规模临床研究结果证实，SK 溶栓死亡率及出血发生率高，效果不明显，不推荐使用。UK 是一种丝氨酸蛋白酶，它可使纤溶酶原中的精氨酸 560- 缬氨酸 561 化学键断裂，直接使纤溶酶原转变为纤溶酶，由于其无抗原性、无热源性、毒副反应小，且来源丰富等特点，至今仍是亚洲一些国家（如中国和日本）临床应用的主要药物。

（2）第二代：选择性溶栓剂——重组组织型纤溶酶原激活剂（rt-PA），重组单链尿激酶型纤溶酶原激活剂（RSCV-PA）。rt-PA 分子上有一纤维蛋白结合点，故能选择性地和血栓表层的纤维蛋白结合，所形成的复合物对纤溶酶有很高的亲和力及触酶活性，使纤溶酶原在局部转变为纤溶酶，从而溶解血栓，而很少产生全身抗凝、纤溶状态。但它价格非常昂贵，大剂量使用也会增加出血的可能性，同时由于其半衰期更短，因此有一定的血管再闭塞，使其临床应用受到一定的限制。RSCV-PA 是人血、尿中天然存在的一种蛋白质，它激活与纤维蛋白结合的纤溶酶原比激活血循环中游离的纤溶酶原容易。

（3）第三代：试图用基因工程选择技术改良天然溶栓药物的结构，以提高选择性溶栓剂效果，延长半衰期，减少剂量，这类药物有嵌合型溶栓剂（将 t-PA、SCV-PA 二级结构进行基因工程杂交而得）单克隆抗体导向溶栓。

（5）溶栓剂量：脑梗死溶栓治疗剂量尚无统一标准，由于人体差异、给药途径的不同，剂量波动范围也较大。通常静脉溶栓剂量大，SK15 万～ 50 万 U，UK100 万～ 150 万 U，rt-PA10 ～ 100mg；动脉用药 SK0.6 万～ 25 万 U，UK10 万～ 30 万 U，rt-PA20 ～ 100mg。

（6）溶栓治疗时间：Astrup 根据动物实验首次提出了"缺血半暗带"的概念，表明缺血半暗带仅存在 3 ～ 4h，因此大多数临床治疗时间窗定在症状出现后 6h 内进行。美国食品与药物管理局（FDA）批准在发病 3h 内应用 rt-PA。尿激酶一般在发病 6h 内进行。近来有学者提出 6h 的治疗时间窗也绝不是僵化的，有些患者卒中发病超过 6h，如果侧支循环好，仍可考虑延迟性溶栓。

（7）溶栓治疗的途径：溶栓治疗的途径主要有静脉和动脉用药两种。在 DSA 下行动脉内插管，于血栓附近注入溶栓药，可增加局部的药物浓度，减少用药剂量，直接观察血栓崩解，一旦再通即刻停止用药，便于掌握剂量，但它费时（可能延误治疗时间）、费用昂贵，需要造影仪器及训练有素的介入放射人员。因而受到技术及设备的限制。相反静脉溶栓简便易行，费用低。近来有一些学者提出将药物注入 ICA，而不花更多时间将导管插入 MCA 或在血栓近端注药。至于何种用药途径更佳，尚未定论，拉克（Racke）认为动脉、静脉用药两者疗效无明显差异。

（8）溶栓治疗脑梗死的并发症。

继发脑出血。①发生率：多数文献报告，经 CT 证实的脑梗死后出血性梗死自然发生率为 5% ～ 10%；脑实质出血约为 5%。沃德洛（Wardlaw）等综述 1992 年以前 30 多篇文献的 1573 例应用 UK、SK、rt-PA 经静脉或动脉途径溶栓治疗，出血性脑梗死发生率为 10%，1781 例溶栓治疗继发脑实质出血发生率为 5%。当然，不同给药方法和时机，出血的发生率也不同，据现有资料，颅内出血的发生率为 4% ～ 26%。

②最主要危险因素：a. 溶栓治疗时机。高血压，溶栓开始前收缩压超过 24.0 ～ 26.7kPa 或舒张压超过 14.7 ～ 16.0kPa。b. 溶栓药物的剂量。脑水肿，早期脑 CT 检查有脑水肿或占位效应患者有增加出血性梗死的发生率。③潜在的危险因素：年龄（70 岁以上）、病前神经状况、联合用药（如肝素、阿司匹林等）。

④发生机制可能是：继发性纤溶亢进和凝血障碍；长期缺血的血管壁已经受损，在恢复血供后由于通透性高而血液渗出；血流再灌注后可能因反射而使灌注压增高。

再灌注损伤：再灌注早期脑组织氧利用率低，而过氧化脂质含量高，过剩氧很容易形成活性氧，与细胞膜脂质发生反应，使脑细胞损害加重。通常脑梗死发病 12h 以内缺血脑组织再灌注损伤不大，脑水肿较轻，但发病 12h 以后则可能出现缺血脑组织过度灌注，加重脑水肿。

血管再闭塞：脑梗死溶栓后血管再闭塞发生率约为 10% ～ 20%，其发生原因目前尚不十分清楚，可能与溶栓药物的半衰期较短有关，尿激酶的半衰期为 16min，PA 仅为 7min；溶栓治疗可能伴有机体凝血活性增高。

5. 抗凝治疗

临床表现为进展型卒中的患者，可有选择地应用抗凝治疗。但有引起颅内和全身出血的危险性，必须严格掌握适应证和禁忌证。抗凝治疗包括肝素和口服抗凝剂。肝素：12500U 加入 10% 葡萄糖液 1000mL 中，缓慢静脉滴注（每分钟 20 滴），仅用 1 ～ 2d，凝血酶原时间保持在正常值的 2 ～ 2.5 倍，凝血酶原活动度在 20% ～ 30% 之间。但有关其疗效及安全性的确切资料有限，结果互有分歧。低分子肝素安全性增加，但其治疗急性缺血性脑血管病的疗效尚待评估，目前已有的资料难以做出肯定结论。用法：a. 速避凝 3000 ～ 5000U，腹部皮下垂直注射，1 ～ 2 次 / 天。b. 口服抗凝剂，如新双香豆素 300mg，双香豆素 100 ～ 200mg 或华法林 4 ～ 6mg，刚开始时每天检查凝血酶原时间及活动度，待稳定后可每周查 1 次，以便调整口服药物剂量。治疗期间应注意出血并发症，如有出血情况立即停用。

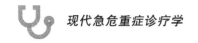

6.降纤治疗

降解血栓纤维蛋白原、增加纤溶系统活性及抑制血栓形成或帮助溶解血栓。适用于脑血栓形成早期，特别是合并高纤维蛋白血症患者。常用药物有巴曲酶、蛇毒降纤酶及恩克罗特等。

7.抗血小板凝集药物

抗血小板凝集药物能降低血小板聚集和血黏度。目前常用有阿司匹林和盐酸噻氯匹定。阿司匹林以小剂量为宜，一般 50～100mg/d，盐酸噻氯匹定125～250mg/d。

8.血液稀释疗法

稀释血液和扩充血容量可以降低血液黏稠度，改善局部微循环。常用低分子右旋糖酐或 706 代血浆 500mL，静脉滴注，1 次 / 天，10～14d 为 1 个疗程。心肾功能不全者慎用。

9.脑保护剂

目前临床上常用的制剂有以下几种。

（1）钙离子拮抗剂：能阻止脑缺血、缺氧后神经细胞内钙超载，解除血管痉挛，增加血流量，改善微循环。常用的药物有尼莫地平、尼莫通、盐酸氟桂嗪等。

（2）胞二磷胆碱：它是合成磷脂胆碱的前体，胆碱在磷脂酰胆碱生物合成中具有重要作用，而磷脂酰胆碱是神经膜的重要组成部分，因此具有稳定神经细胞膜的作用。胞二磷胆碱还参与细胞核酸、蛋白质和糖的代谢，促进葡萄糖合成乙酰胆碱，防治脑水肿。用法：500～750mg 加入 5% 葡萄糖液 250mL，静脉滴注，1 次 / 天，10～15d 为 1 个疗程。

（3）脑活素：主要成分为精制的必需和非必需氨基酸、单胺类神经介质、肽类激素和酶前体，它能通过血脑屏障，直接进入神经细胞，影响细胞呼吸链，调节细胞神经递质，激活腺苷酸环化酶，参与细胞内蛋白质合成等。用法：20～50mL 加入生理盐水 250mL，静脉滴注，1 次 / 天，10～15d 为 1 个疗程。

10.外科治疗和介入治疗

半球大面积脑梗死压迫脑干，危及生命时，若应用甘露醇无效时，应积极进行去骨瓣手术减压和坏死脑组织吸出术。对急性大面积小脑梗死产生明显肿胀及脑积水者，可行脑室引流术或去除坏死组织以挽救生命。对颈动脉粥样硬化颈动

脉狭窄 >70% 者，可考虑手术治疗。常用的手术方法有颈动脉内膜剥离修补术，颅外 – 颅内血管吻合术及近年来发展起来的颈动脉支架成形术。

11. 康复治疗

主张早期进行系统、规范及个体化的康复治疗。急性期一旦病情平稳，应立即进行肢体功能锻炼和语言康复训练，降低致残率。

（三）脑栓塞

（1）发生在颈内动脉前端或大脑中动脉主干的大面积脑栓塞，以及小脑梗死可发生严重的脑水肿，继发脑疝，应积极进行脱水、降颅压治疗，必要时需要进行大颅瓣切除减压。大脑中动脉主干栓塞可立即施行栓子摘除术，据报道 70% 可取得较好疗效，亦应争取在时间窗内实验溶栓治疗，但由于出血性梗死更多见，溶栓适应证更应严格掌握。

（2）由于脑栓塞有很高的复发率，有效的预防很重要。房颤患者可采用抗心律失常药或电复律，如果复律失败，应采取预防性抗凝治疗。由于个体对抗凝药敏感性和耐受性有很大差异，治疗中要定期监测凝血功能，并随时调整剂量。在严格掌握适应证并进行严格监测的条件下，适宜的抗凝治疗能显著改善脑栓塞患者的长期预后。

（3）部分心源性脑栓塞患者发病后 2～3h 内，用较强的血管扩张剂如罂粟碱点滴或吸入亚硝酸异戊酯，可收到较满意疗效，亦可用烟酸羟丙茶碱（脉栓通、烟酸占替诺）治疗发病 1 周内的轻中度脑梗死病例收到较满意疗效者。

（4）对于气栓的处理应采取头低位，左侧卧位。如系减压病应立即行高压氧治疗，可使气栓减少，脑含氧量增加，气栓常引起癫痫发作，应严密观察，及时进行抗癫痫治疗。脂肪栓的处理可用血管扩张剂，加入 5% 硫酸氢钠注射液 250mL，静脉滴注，2 次 / 天。感染性栓塞需选用有效足量的抗生素抗感染治疗。

（四）腔隙性脑梗死

该病无特异治疗，其关键在于防治高血压动脉粥样硬化和糖尿病等。急性期适当的康复措施是必要的。纯感觉性卒中主要病理是血管脂肪透明变性，巨噬细胞内充满含铁血黄素，提示红细胞外渗，因此禁用肝素等抗凝剂，但仍可试用阿司匹林、潘生丁；纯运动性卒中较少发生血管脂肪变性，可以应用肝素、东菱精纯克栓酶及蝮蛇抗栓酶，但应警惕出血倾向。腔隙梗死后常有器质性重症抑郁，抗抑郁药物患者常不易耐受，最近有人推荐选择性 5- 羟色胺重摄取抑制剂 Ciralopram10 ～ 14mg/d，治疗卒中后重症抑郁安全有效，无明显不良反应。无症状型腔隙性脑梗死主要针对其危险因素：高血压、糖尿病、心律失常、高脂、高黏血症及颈动脉狭窄等，进行积极有效的治疗，对降低其复发率至关重要，对本病的预防也有极其重要的意义。

参考文献

[1] 邵小平，黄海燕，胡三莲 . 实用危重症护理学 [M]. 上海：上海科学技术出版社，2021.

[2] 管向东 . 重症医学 2020 版 [M]. 中华医学电子音像出版社，2020.

[3] 刘镇，刘惠灵，霍敏俐 . 中西医结合急危重症医学 [M]. 云南科学技术出版社，2020.

[4] 马春丽 . 实用重症医学 [M]. 长春：吉林大学出版社，2020.

[5] 刘亚林，常志刚 . 外科重症医学 [M]. 北京：人民卫生出版社，2020.

[6] 王永 . 现代临床重症医学 [M]. 长春：吉林大学出版社，2020.

[7] 陈荣昌 . 呼吸与危重症医学 [M]. 中华医学电子音像出版社，2020.

[8] 周波 . 现代临床重症医学 [M]. 北京：中国大百科全书出版社，2020.

[9] 席修明 . 重症医学科诊疗常规 [M]. 北京：中国医药科技出版社，2020.

[10] 管向东，于凯江，陈德昌，康焰 . 重症医学 2019[M]. 中华医学电子音像出版社，2019.

[11] 田素斋，谭淑卓，张秀全 . 急危重症护理关键 [M]. 南京：江苏科学技术出版社，2011.

[12] 邢玉华，刘锦声 . 急诊医学手册 [M]. 武汉：华中科技大学出版社，2014.

[13] 刘树仁，张晓莹，韩新波 . 急诊外科诊断与治疗 [M]. 天津：天津科技翻译出版有限公司，2014.

[14] 关卫 . 急诊科辅助诊断速查 [M]. 北京：人民军医出版社，2012.

[15] 许虹 . 急危重症护理学 [M]. 北京：人民卫生出版社，2011.

[16] 孙玫，田丽 . 急诊护理操作手册 [M]. 北京：人民军医出版社，2011.

[17] 李奇林，王永剑，梁子敬 . 急诊科医师查房手册 [M]. 北京：化学工业出

版社，2015.

[18] 李春盛 . 急诊临床路径 [M]. 北京：人民卫生出版社，2014.

[19] 李桂民，薛明喜，李晓梅 . 急症腹部外科学 [M]. 北京：人民军医出版社，2010.

[20] 杨向军，徐新献，惠杰 . 现代内科急重症治疗学 [M]. 成都：四川科学技术出版社，2010.

[21] 宋洪波，孙振卿，杨璞 . 急危重症三级处置 [M]. 北京：人民军医出版社，2011.